减肥自有方

田金庆◎著

线装书局

图书在版编目（CIP）数据

减肥自有方/田金庆著.--北京:线装书局,2023.5

ISBN 978-7-5120-5464-6

Ⅰ.①减… Ⅱ.①田… Ⅲ.①减肥－方法 Ⅳ.①R161

中国国家版本馆CIP数据核字(2023)第080896号

减肥自有方
JIANFEI ZIYOUFANG

作　　者：	田金庆
责任编辑：	林　菲
出版发行：	线裝書局
地　　址：	北京市丰台区方庄日月天地大厦B座17层（100078）
电　　话：	010-58077126（发行部）010-58076938（总编室）
网　　址：	www.zgxzsj.com
经　　销：	新华书店
印　　制：	北京四海锦诚印刷技术有限公司
开　　本：	787mm×1092mm　　1/16
印　　张：	8.25
字　　数：	157千字
版　　次：	2024年4月第1版第1次印刷
定　　价：	68.00元

线装书局官方微信

前　言

肥胖是 21 世纪医学的一个热门词汇，是由于肌体摄入过量能量在体内转变为脂质，脂质在体内蓄意堆积的结果，也是一种与生活密切相关的慢性代谢性疾病，因此肥胖又名代谢综合征。伴随科技的不断发展和工作节奏的加快，不规律的饮食与作息习惯及运动质量的缺乏，导致肥胖在我们日常生活中越发常见。

近十几年来，全球超重/肥胖的患病率以惊人的速度增长，并呈现快速蔓延趋势。随着人们生活水平的提高和膳食结构的不断改变，超重、肥胖人口占比不断增加。心血管疾病、糖尿病、部分癌症等慢性非传染性疾病导致的死亡人数占中国居民总死亡人数的 90%，已成为中国乃至全球性的重大公共卫生问题，而超重和肥胖是慢性病的主要危险因素。当前，中国 50% 以上的成年人和约 20% 的学龄儿童超重或肥胖，在部分城市中，儿童及青少年超重、肥胖率已达 40%。从 2011 年到 2015 年，中老年人超重率从 29% 上升到 33.4%。超重、肥胖率节节攀升，导致各种慢性疾病上升，使社会各界对控制体重普遍开始关注起来。

本书汇总了减肥相关的饮食结构、营养、方法、误区等基础知识，对各种减肥方法逐一罗列，尽力以科普、易懂的语言将减肥的各种知识呈现在您的眼前，让您轻轻松松收获知识，真正做到一书在手、减肥不愁。本书共设置了七章内容，第一章让您初步认识肥胖，知道怎么判断自己的肥胖程度，了解肥胖的分类及造成肥胖的原因；第二章主要了解肥胖对不同年龄阶段人群都有哪些危害；第三章主要介绍肥胖与饮食的关系，以及平衡膳食的重要性；第四章是营养学基础知识，让您清楚了解营养素与肥胖的关系；第五章直视市面上常见的各种减肥方法，使您了解各种减肥方法的原理，最终找到适合自己的个性化减肥方法；第六章列举了减肥时会存在的误区，助您减肥时不走弯路；第七章则罗列了 200 个减肥中常见的疑问，可以说，您想问的，这里都有，相信有助于解决您关心的减肥问题。由于此书是写给普通大众阅读的科普书籍，内容设定基本上是循序渐进、层次分明的，相信随着您的阅读深入，能帮助您在减肥道路上稳扎稳打、节节胜利！

目　录

第一章　认识肥胖

一、肥胖的定义

脂肪是人体必要的组成成分。人体内脂肪组织过量积聚，使体重超出正常状态，则称为肥胖。世界卫生组织（WHO）已将它与心血管病、糖尿病、高血压、癌症等并列为慢性病，而不只是这些疾病的危险因素。身体的脂肪贮藏量决定于脂肪细胞的数量和每一个脂肪细胞的体积或容积，发生肥胖可能是脂肪细胞的大小、数量或者二者都增加的结果。

二、如何计算标准体重

通俗地说，一个人的体重超过标准体重即称为肥胖。那么，什么是标准体重呢？标准体重也叫理想体重，是依据大多数人的身高与体重的关系而制定的，我国尚没有统一的标准体重数据。较普遍采用的计算方法有以下几种：

成年人：［身高（厘米）-100］×0.9＝标准体重（千克）

男性：身高（厘米）-105＝标准体重（千克）

女性：身高（厘米）-100＝标准体重（千克）

以上两种计算方法，目前基本已被广泛采用。

中国军事医学科学院在大面积调查的基础上，制定出较为符合中国人实际情况的标准体重的计算公式如下：

南方人：［身高（厘米）-150］×0.6+48＝标准体重（千克）

北方人：［身高（厘米）-150］×0.6+50＝标准体重（千克）

南北方的划分以长江为界。

例：某君，广东人，身高172厘米。此人的标准体重＝（172-150）×0.6+48＝61.2（千克）。

某君，山东人，身高180厘米。此人的标准体重＝（180-150）×0.6+50＝68（千克）。

儿童标准体重的计算，较为简便的方法是：

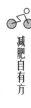

1~6 个月：出生体重（千克）+月龄×0.6＝标准体重（千克）

7~12 个月：出生体重（千克）+月龄×0.5＝标准体重（千克）

1 岁以上：8+年龄×2＝标准体重（千克）

由于体重与许多因素有关，不同个体间有差异，在同一天的不同时间也会有一定变化，加之所处地理位置（如地心引力的原因）、季节、气候及自身情况的不同，对体重也有一定影响。也就是说，难以用一个标准数值来表示，而应当是一个数值范围，我们把这个数值范围称为参考值范围，一般是指高于或低于标准体重10%以内的范围。超过这一范围，就可称之为异常体重。

值得一提的是，中国人与外国人的肥胖标准一样吗？我们常常可以看到身体比我们"臃肿"很多的外国人，会让国人觉得外国比我们胖的人比比皆是，和他们比我们还算是苗条的。事实果真如此吗？答案是否定的。我们知道，目前大部分有关肥胖研究的数据和资料都来自欧美国家，因此，这些研究的结果可能无法完全代表亚洲国家的现状。亚洲地区肥胖的患病率相对欧美国家较低，但代谢性疾病往往在体重指数较低的状况时发生。因此，肥胖的判断还需要结合人群地域分布的特点来综合考虑。

三、肥胖的判断依据

前面提到，通过计算标准体重，然后将高于或低于标准体重10%以内的范围定为理想体重的参考值范围，从而判断个体体重是否异常。但肌体是否真的患有肥胖症，则须通过医生检查后才能做出诊断。一般认为，一个正常的成年人（指轻体力劳动者，而不是指从事重体力劳动和体育运动类人员），其身高和体内肌肉组织的发育已经基本上达到相对平衡状态，如果此时出现增重的情况，则大多是因为脂肪组织的增加。但是，成年人在罹患某些疾病的状态下，也会有体重增加的临床表现。例如肾炎患者，患病期间可能会出现体重增加，其原因与脂肪量的增加并无关系，而是与患者肾功能下降所导致的体内水、钠潴留有关。因此，我们并不能简单地因为体重的增加来诊断肌体是否患有肥胖症。

那么，如何较为科学地判断是否肥胖呢？BMI 是个世界公认的肥胖程度分析方法，该方法目前已经得到广泛的肯定和应用。

1. 体质指数

体质指数（BMI）计算公式如下：

体质指数（BMI）＝体重（kg）/［身高（m）］^{2}

根据 BMI 评判身材，全球的标准并不一样（见表 1-1）。目前，中国成年人 BMI 的正常值，男性应该在 18.5～24，女性在 18.5～23。医学上根据 BMI 的大小，把体重分为消瘦、正常、超重和肥胖，肥胖又分为轻度、中度和重度。你可以拿出计算器算一下，给自己一个定位。

表 1-1　成年人 BMI 标准

体重	中国标准	亚洲标准	世界卫生组织标准
消瘦	<18.5	<18.5	<18.5
正常	18.5～23.9	18.5～22.9	18.5～24.9
超重	≥24	≥23	≥25
肥胖前期	24～27.9	23～24.9	25～29.9
轻度肥胖	28～29.9	25～29.9	30～34.9
中度肥胖	≥30	≥30	35～39.9
重度肥胖	/	/	≥40

目前，大量的数据表明，当 BMI 长期保持在 20～25 时，人的疾病发生率是最低的，寿命是最长的。

2. 腰围值

腰围也有助于判断肥胖。它是指腰部周径的长度。其具体测量方法是：被测量者两脚分开 30～40 厘米，测量者将一根没有弹性、最小刻度为 1 毫米的软尺，放在其髂骨上缘与第十二肋骨下缘连线的中点（通常是腰部的自然最窄部位），沿水平方向围绕腹部一圈，紧贴而不压迫皮肤，在正常呼气末测量腰围的长度，精确至 1 毫米。腰围是临床上估计病人腹部脂肪是否过多的简单和实用的指标，可用于对肥胖的最初评价。脂肪在体内的分布，尤其是腹部脂肪堆积的程度，与肥胖相关性疾病有较强的关联。在 BMI 并不太高者，腹部脂肪增加（腰围大于界值）可能是独立的危险性预测因素。所以，同时使用腰围（WC）和体重指数（BMI）可以更好地估计人体肥胖程度。

腰围具体的"界值"是多少呢？日本有学者用腹部 CT 法测的内脏脂肪面积值，观察与身体测量所得到的各种指标（BMI、腰围、腰/臀比、腰/身高比）的相关性，发现男女都是腰围与内脏脂肪面积高度相关，并利用其回归直线求得相当于内脏脂肪面积 100 平方厘米时的腰围，男性为 84.4 厘米，女性为 92.5 厘米（50 岁以上为 90 厘米），于是将判定内脏脂肪蓄积异常的腰围标准值定为男性 85 厘米，女性 90 厘米。WHO 的标准则认为男性腰围在 94 厘米以上，女性腰围在 80 厘米以上时伴随肥胖的危险因子增加。日本学者设定的标准值与 WHO 的标准值相比，男女恰好相反，原因是种族间的体

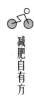

形差异，特别是女性的体形，欧美人与日本人相差较大。

国际生命科学学会中国办事处中国肥胖问题工作组根据对我国人群的大规模测量数据，汇总分析了体重指数与相关疾病患病率的关系，提出对中国成人判断超重和肥胖程度的界限值，以及结合腰围来判断相关疾病的危险度。研究表明，体重指数达到或大于24（BMI≥24千克/平方米）的人患高血压的危险是体重正常（BMI＝18.5~23.9千克/平方米）者的3~4倍，患糖尿病的危险是体重正常者的2~3倍，具有2项及2项以上危险因素（主要的5项危险因素包括血压高、血糖高、血清总胆固醇高、血清甘油三酯高和血清高密度脂蛋白降低）的危险是体重正常者的3~4倍。BMI≥28的肥胖者中90%以上患有上述疾病或有危险因素聚集。男性腰围达到或超过85厘米，女性腰围达到或超过80厘米者患高血压的危险约为腰围低于此界限者的3.5倍，其患糖尿病的危险约为2.5倍，其中有2项及2项以上危险因素聚集者的危险约为正常体重者的4倍以上。在10个地区对24900名35~59岁人群的前瞻性调查中发现，冠心病事件、脑卒中和缺血性脑卒中事件等疾病的发病由超重和肥胖引起的可能性很大。

3. 体脂率

体脂率太高，会间接导致一系列疾病，包括高血脂、高血压、高血糖、心梗、脑梗等。所以即使BMI正常，也要关注这个指标。可以通过去医院检测或是体脂秤检测。无论从健美的角度，还是从健康的角度而言，标准的体脂率，男性应该在15%~18%，女性在20%~25%（见表1-2）。

表1-2 体脂率标准

性别	年龄	轻度肥胖	中度肥胖	重度肥胖
男	不分年龄	≥20%	≥25%	≥30%
女	6~14	≥25%	≥30%	≥35%
	≥15	≥30%	≥35%	≥40%

四、肥胖的分类

1. 中心性肥胖与周围性肥胖

肥胖有几种不同的分类方法。根据人体的脂肪组织分布部位来进行肥胖的分类，可以将肥胖分为中心性（向心性）肥胖和周围性（全身匀称性）肥胖。

（1）中心性肥胖

中心性肥胖指的是患者体内脂肪沉积，是以心脏、腹部为中心而开始发展的一种肥胖类型。中心性肥胖患者体形最粗的部位一般是在腹部，腰围往往大于臀围。此类肥胖被形象地称为"苹果形肥胖"，是成年人（尤其是女性）发生肥胖症的一种较为常见的临床表现。

（2）周围性肥胖

周围性肥胖患者体内脂肪沉积基本上是匀称性分布，体形最粗的部位一般是在臀部，患者臀围往往大于腰围。此类肥胖被称为"梨形肥胖"，青春发育期前的青少年肥胖常常属于这种类型（如图1-1所示）。

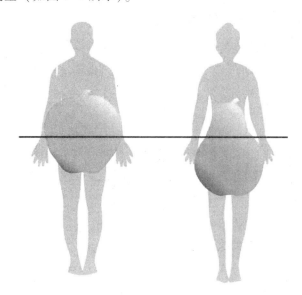

图1-1　苹果形肥胖和梨形肥胖

日本也有一些学者提出根据皮下脂肪和内脏脂肪的分布情况进行分类，将肥胖分为内脏脂肪蓄积形和皮下脂肪积蓄形两类。

2. 原发性肥胖与继发性肥胖

根据患者有无明显的内分泌与代谢性疾病等病因，也可以将肥胖症分为原发性及继发性两类。

（1）原发性肥胖

①单纯性肥胖

单纯性肥胖无明显神经、内分泌系统形态和功能学上的改变，肥胖是临床上的主要表现，可能伴有脂肪、糖代谢调节功能障碍。单纯性肥胖是最为常见的肥胖症类型。单纯性肥胖可分为体质性肥胖和获得性肥胖两种类型。

a. 体质性肥胖是由于脂肪细胞增生所致，多有家族性遗传病史。超重或肥胖的儿童通常发展为超重或肥胖的成人。在胎儿期第30周至出生后1岁半，脂肪细胞有个活跃的增殖期，在此期如果营养过度，就可能导致脂肪细胞增生。所以儿童期特别是10

岁以内，保持正常体重十分重要。

b. 获得性肥胖是由于营养过度，摄入的热量超过肌体新陈代谢所需要的热量，同时体力活动或者运动锻炼等不足，或者因病需要长期卧床休息、热量消耗少等原因而引起的肥胖类型。获得性肥胖主要是脂肪细胞肥大和脂肪细胞增生所致。体质性肥胖患者，也可再发生获得性肥胖，而成为混合型。

②水、钠潴留性肥胖

水、钠潴留性肥胖也称为特发性浮肿。此型肥胖多见于生育期及更年期女性，其发生的机制可能与雌激素增加所致毛细血管通透性增高、醛固酮分泌增加及静脉回流减慢等因素有关。其脂肪分布不均匀，以小腿、股、臀、腹部及乳房为主，其浮肿变化常呈现周期性。

（2）继发性肥胖

继发性肥胖是以某种疾病为原发病的症状性肥胖。当原发性疾病治愈后，继发性肥胖症状也相应减轻。这种类型的肥胖在临床上较为罕见，仅占肥胖症的5%以下。

①内分泌障碍性肥胖

a. 甲状腺性肥胖见于甲状腺功能减退症患者。患者由于甲状腺功能减退，代谢功能低下，代谢率减慢，热能消耗明显降低，多余的热能转化为脂肪储存在体内，故其身体多显肥胖。较之肥胖更为明显的症状有面容臃肿，皮肤呈苍白色，乏力、脱发，反应迟钝，表情淡漠。另外，患者的血清三碘甲状腺氨酸、四碘甲状腺氨酸降低，促甲状腺激素增高，促甲状腺激素释放激素试验反应增强。

b. 胰岛性肥胖常见于轻型Ⅱ型糖尿病早期、胰岛β细胞瘤及功能性自发性低血糖症，常因多食而肥胖。自发性功能性低血糖症属反应性（即餐后）低血糖症，由于植物神经不平衡尤以迷走神经兴奋性偏高所致，多见于中年女性，往往发生于某些精神刺激后，一般见于餐后约3小时，表现出饥饿、心慌、出汗、焦虑、紧张、脸色苍白、心动过速、血压偏高及震颤等，每次发作持续15~20分钟，一般可自行恢复或稍进食而症状消失。由于善饥多食，故体征往往只有肥胖。

c. 间脑性肥胖主要包括下丘脑综合征及肥胖性生殖无能症。下丘脑综合征可由下丘脑本身病变或垂体病变影响下丘脑，或中脑、第三脑室病变引起，病变性质为炎症、肿瘤及损伤等，主要表现为中枢神经症状、植物神经和内分泌代谢功能障碍，出现食欲异常，如多食，而致肥胖。肥胖性生殖无能症是由垂体及柄部病变引起，部分影响下丘脑功能。发育前患儿其肥胖以颌下、颈、髋部及大腿上部和腹部等较为明显，男孩可能出现乳房肥大，外生殖器小，骨骼发育较迟，可合并尿崩症；如发病于发育后，则第二性征发育不良，少年患者生殖器发育障碍、智力迟钝。

d. 垂体性肥胖是由于垂体前叶分泌过多的促肾上腺皮质激素，使双侧肾上腺皮质增生，产生过多的皮质醇，导致向心性肥胖。

e. 肾上腺性肥胖常见于肾上腺皮质腺瘤或腺癌，自主分泌过多的皮质醇，引起继发性肥胖，称为 Cushing 综合征。特点是向心性肥胖、满月脸、水牛背、皮肤紫纹、高血压及糖耐量减退或糖尿病，以及血、尿皮质醇增高，促肾上腺皮质激素降低。

f. 性腺功能减退性肥胖多见于女子绝经后及男子睾丸发育不良等情况，大部分是由于性腺功能减退而致肥胖。性腺性肥胖全身脂肪积聚较匀称，以胸腹、股、背部较为明显，可伴高血压、紫纹及糖耐量曲线减低等。

②先天异常性肥胖

先天异常性肥胖多由于遗传基因及染色体异常所致。常见于以下疾病：

a. 先天性睾丸发育不全症。男性原发性性腺功能减低，类无睾体形，第二性征不发育，生殖器幼儿型，男子乳房女性化，血睾酮低水平。

b. 先天性卵巢发育不全症。个体表现型为女性，原发性闭经，生殖器官幼稚，身材矮小，智力减退，肘外翻，第四掌骨短小等。

c. 糖原累积病Ⅰ型。患儿呈肥胖体态，面部及躯干部皮下脂肪尤为丰富，可能发育迟缓、身材矮小呈侏儒状态，并有低血糖、肝肾增大、肌肉无力、高脂血症或高乳酸血症等，属于隐性遗传性疾病。

③其他

a. 痛性肥胖，也称神经性脂肪过多症，病因不明，妇女多发，且出现于绝经期之后，常有停经过早性功能减退等症状。临床表现在肥胖的基础上出现多发的痛性脂肪结节或痛性脂肪块，脂肪多沉积于躯干、颈部、腋部、腰及臂部。早期脂肪结节柔软，晚期变硬。随着脂肪结节不断增大，疼痛随之加重并出现麻木无力、出汗障碍等症状。可伴有精神症状，如抑郁、智力减退等。

b. 进行性脂肪萎缩症。该病患者上半身皮下脂肪呈进行性萎缩，下半身皮下脂肪正常或异常增加。亦有下半身脂肪萎缩，上半身脂肪沉积。可伴有甲亢、肝脾肿大、肌肉肥大、高脂血症和糖尿病等。

c. 药物性肥胖。有些药物在治疗某种疾病的同时，还可能产生肥胖的副作用。如应用肾上腺皮质激素类药物（如氢化可的松等）治疗过敏性疾病、风湿病、类风湿病和哮喘等，也可使患者身体出现肥胖，治疗精神病的吩噻嗪类药物，可能使患者产生性功能障碍及肥胖。一般而言，只要停止使用这些药物，肥胖症状即可得到改善。

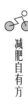

五、肥胖的原因

人体的能量代谢本来应该处于动态平衡状态。即摄入与消耗的能量要相等，这样人体的体重才能保持基本不变，假设肌体摄入量高于消耗量，那么剩余的能量就会积累起来，以脂肪的形式存储起来，为肌体需要时提供供能，但长时间的只储存不消耗就会造成肥胖。

肥胖的成因很多，其中绝大多数肥胖患者属于单性肥胖，即指无明显内分泌代谢疾病的肥胖，极少数属于特殊病理性肥胖。对于肥胖的成因，许多学者从不同角度进行了大量的研究，提出了多种假说，目前还没有一个学说能较完善地解释肥胖的成因，故而普遍认为，肥胖是多因素作用引起的综合征，它主要包括以下几个方面：

1. 饮食因素

营养过剩是造成肥胖、特别是儿童肥胖的主要因素。影响体重的两个基本要素是热能摄入量与消耗量，成年人能量摄入量与消耗量平衡时，体重基本不变。能量平衡变化必然导致体重的改变，当热能消耗量大于摄入量时，体重减轻；消耗量小于摄入量时，体重增加。肥胖者往往食欲都非常旺盛，且有偏食高脂高糖食品和零食的嗜好，他们的食欲已不是一般的生理需要，故而他们的热能摄入量大大高于消耗量，多余的热能以脂肪形式沉积于体内，造成肥胖。

2. 运动因素

现代人一些不良的生活方式与饮食习惯已经成为引起肥胖的重要因素。无论儿童、青少年、中年人还是老年人，其生活方式都发生着巨大的变化。《2005 年广州市学生体质健康状况调研结果报告》显示，28.3%的学生平均每天看电视、玩电子游戏和电脑的时间超过一个小时，其中有三分之一的学生平均每天超过两个小时，而只有 38.44%的学生能坚持每天一个小时的体育锻炼时间。

现在有许多儿童喜欢坐在电视机前面边看动画片边吃高热量的零食。美国有研究发现，随着观看电视时间的延长，儿童发生肥胖的机会和肥胖程度也在增加。随着科技的进步，人们在工作和生活中体力劳动的比例越来越少。欧洲的一项研究发现，静坐的工作方式和缺乏体力活动与肥胖的发生密切相关。现代生活对我们体力劳动的要求越来越少，能量消耗逐渐减少，而此时如果不注意适量增加运动量的话，发生肥胖的概率将大大增加。

经常性体力劳动或运动不仅可以增加能量消耗，也可增加身体的代谢率，有利于维持肌体的能量平衡，同时还可以增强呼吸系统和心血管系统功能。多进行有氧的低、中强度体力活动，如走路、慢跑、打羽毛球和踢球等。经常锻炼能更多地利用体内储存的脂肪，更有利于预防超重和肥胖。

3. 遗传因素

在对肥胖形成机制的研究中，遗传一直是一个不可忽视的因素。肥胖有家族性，有报道双亲中一方是肥胖者，其子女肥胖患病率约为50%，而双亲均为肥胖者的肥胖患病率增至80%。这与遗传和家庭的饮食结构、饮食习惯有很大关系。另有资料指出，儿童少年的肥胖常表现为脂肪细胞的肥大伴增生，而且增生的脂肪细胞一般不会再消失，人到中年以后的肥胖则主要是脂肪细胞的肥大而少有增生。因此，从遗传学角度讲，防止儿童肥胖症的发生对减少出现世代肥胖症家族具有积极作用。

4. 睡眠因素

熬夜也是肥胖的元凶之一。熬夜会引起激素分泌的紊乱。有两种激素是在夜晚分泌的，即生长激素和瘦素，夜晚生长激素分泌水平高，瘦素分泌水平低，两者相互作用会促进食欲旺盛，因此，凌晨时分有些人会觉得饥肠辘辘，忍不住吃夜宵或者零食。这不仅会增加肠胃的负担，也会带来额外的热量。

5. 内分泌因素

激素是调节脂肪代谢的重要因素，尤其是甘油三酯的合成与分解，受激素的影响更大。促进脂肪合成及抑制其分解的激素主要有胰岛素和前列腺素 E，当这些激素分泌增多时，会使体内脂肪增多，导致肥胖。促进脂肪分解而抑制其合成的激素主要有胰高血糖素、促肾上腺皮质激素、甲状腺素、生长素，当这些激素分泌减少时，也可使脂肪的分解减少，合成增多而肥胖。

6. 热量代谢异常因素

人体的脂肪组织有两种形式，即白色脂肪组织，主要分布于皮下及内脏周围。另一种称为棕色脂肪组织，主要分布于肩胛间、颈背部、腋窝处、纵隔和肾脏周围，外观呈浅棕色，细胞体积相对较小。白色脂肪组织主要是体内过剩的能量以中性脂肪组织的形式储存，作为一种储备，必要时分解供能。而棕色脂肪组织目前被认为是一种专司产热的组织，当肌体摄食或受冷刺激时，脂肪组织细胞内脂肪燃烧放能，从而决定肌体的代谢水平。棕色脂肪组织的活动直接影响体内能量代谢的平衡。目前研究认为，肥胖的发生可能与棕色脂肪组织功能低下有关，当其产热功能异常时，摄入的能量以热的形式散发减少，能量在体内以脂肪的形式储存，造成肥胖。

7. 摄食中枢的功能异常因素

在人类的中枢神经系统中存在对摄食进行直接调控的神经细胞群。其位置在下丘脑，一为腹内侧核，又称饱中枢；另一为腹外侧核，又称饥中枢。刺激前者或破坏后者可产生饱胀感，引起摄食下降或拒绝进食；而刺激后者或破坏前者则产生食欲亢进，进食量增多。给予下丘脑处或外周围一些神经肽，神经递质和药物，可改变食物的摄入。胆囊收缩素、胰岛素、促肾上腺皮质激素释放素和巴姆勃森可引起饱感，而某些神经肽如神经肽 Y、肽 YY 和格里尼姆则能增加食欲。

第二章 肥胖的危害

一、肥胖对儿童及青少年健康所带来的危害

最新的研究报告显示，全球儿童、青少年肥胖率明显增加，且各年龄组儿童体质量均以 0.2kg/年的幅度增长。在我国，随着人们生活水平的提高，以及行为、生活方式和膳食结构的改变，儿童肥胖检出率呈逐年增加趋势，2000 年前后，大城市肥胖开始全面流行，男女整体肥胖率分别超过 5%和接近 3%，肥胖是一种危害健康的慢性疾病，对儿童健康危害较大，还对儿童心理造成一定影响，儿童肥胖也是成年期肥胖和一些成年期疾病发生的重要危害因素。儿童肥胖对健康的危害成为日益突出的问题，已引起社会关注。

1. 血脂代谢异常

美国马斯卡廷研究中心的研究结果证明，肥胖儿童的体块反应数或皮脂厚度与总胆固醇、三酰甘油、低密度脂蛋白胆固醇呈正相关，与高密度脂蛋白胆固醇呈负相关。国内研究也证明，肥胖同血脂异常相关联，超重肥胖儿童具有较高的三酰甘油水平及较低的高密度脂蛋白胆固醇水平，总胆固醇、氧化型低密度脂蛋白及载脂蛋白 B 明显升高，载脂蛋白 A 降低，脂蛋白无显著变化。研究结果证明，肥胖儿童体内高胆固醇、高三酰甘油与脂质过氧化物升高之间有正相关关系。提示儿童肥胖不仅可引起高脂血症，甲状腺球蛋白（Tg）可使血液黏稠度增加，高密度脂蛋白胆固醇（HDL-C）降低则削弱对动脉硬化的保护作用，高脂血症是动脉硬化的危险因素；而且可导致脂质过氧化反应的形成，而脂质过氧化可损伤血管内皮细胞，增加血小板聚集，促进动脉硬化的形成和发展，易导致冠心病、动脉栓塞及脑血管意外等，脂质过氧化物造成的血管壁弹性下降及紧张度增加，从而引起血压升高。脂质过氧物是高血压、心脏病、糖尿病、肿瘤等诸多疾病的重要诱因。

2. 糖代谢障碍

国外流行病学研究表明，肥胖同血糖有关，同糖尿病相关联。国内研究结果也证明，超重及肥胖儿童的空腹血糖水平明显高于体质量正常与体质量偏低组。肥胖者多伴有高胰岛素血症、胰岛素抵抗常聚集存在。减重及加强运动后，肥胖者的胰岛素敏感性

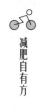

有明显改善。有报道中、重度肥胖青少年，高胰岛素血症检出率达 60% 以上，另有约 6%~7% 的糖耐量异常者（糖尿病的临界状态）和 3% 的糖尿病患者，提示 II 型糖尿病是青少年肥胖的即时危险。

3. 心血管机能下降

许多调查结果证明，肥胖儿童的收缩压和舒张压显著高于营养正常儿童，肥胖是高血压的重要危险因素。收缩压和舒张压的异常升高，是心血管机能下降的最明显表现，青少年心脏代偿机能强，可通过超负荷工作增加心搏出量以满足肌体供血需求，但若负荷超过限度，或持续时间过长，血管外周阻力将越来越大，伴随因血脂代谢紊乱而导致的血管内皮功能障碍，可使主动脉等大动脉的弹性储存器作用下降，进而导致心肌肥厚、心室扩张，引发心脏器质性病变。

4. 肺功能下降

肥胖儿童的肺活量和每分钟通气量明显低于正常儿童，说明肥胖症能导致混合型肺功能障碍；极量运动时肥胖儿的最大耐受时间、最大摄氧量及代谢当量明显低于正常儿童。肥胖儿肺活量指数显著低于正常儿童，表明肥胖儿童的呼吸功能发育明显落后于营养正常儿童，因为肥胖儿童体质量增加，需氧量理应比正常儿童高 30% 以上，但因胸腹部脂肪堆积，胸廓和横膈运动受限；脂肪组织大量耗氧，造成 CO_2 潴留，增大通气阻力，造成呼吸机能下降。

5. 对肝脏有影响

B 超检查显示，中重度单纯性肥胖青少年约 40%~50% 有脂肪肝现象。原因是肥胖儿肝脏须合成运转的脂肪过多，不堪重负，肝脏机能失调，肝细胞内积聚脂肪，引起细胞变性，肝功能异常。重度肥胖儿常合并糖代谢障碍，继发内源性高脂血症，也是导致脂肪肝的重要因素。

6. 对肌体的其他功能有影响

肥胖易造成关节承重部位受损，有氧运动能力下降，免疫功能降低，内分泌异常，性发育提前，等等。肥胖儿童的生长激素和泌乳激素大部分处于正常的低值；甲状腺素 T_3 升高，T_4 大都正常。性激素，肥胖男孩血清睾酮降低，血清雌二醇增加；肥胖女孩雌激素代谢亢进，可发生高雌激素血症。

7. 对智力有影响

智商是集知识、思维、推理、速度创造力、想象力于一体的综合指标，因而能较全面地反映出智力水平。有调查结果显示，肥胖儿童总智商和操作智商低于健康儿童。探其原因认为是肥胖儿体脂过多，大量血液分布于周围组织中，加之有效呼吸量相对减少，使心、脑出现相对缺氧状态。由于脑缺氧，使 ATP 生成不足，神经感知功能降低，信息传导速度减慢，而致思维减慢，反应迟钝，操作动作不灵活，学习效率和学习成绩乃至儿童创造性思维和想象能力的发挥受到不良影响。

8. 对心理行为和个性有影响

儿童由于肥胖活动不便，在集体活动中常受到同学取笑和排斥，这严重损害了其自尊心。为了保护自己，他们就少参加或不参加集体活动，出现行为缺陷，自我意识受损，自我评价低，不合群。由于减少了与同学的正常接触，出现抑郁和自卑等情绪变化，致使被动、退缩等个性形成；人际关系也变得敏感，形成了内向、多疑的性格，出现分裂样行为。男生表现为社交退缩，女生表现为躯体诉述。

9. 对社会适应能力有影响

肥胖儿童由于外界的影响和自身的敏感，少参加或不参加集体活动，失去了很多培养锻炼社交能力的机会，社会适应能力变差；肥胖儿童在学校处于压抑状态，回到家里受到家长的怜惜和疼爱，家庭的过度保护，使之缺乏抱负和主动性，倾向于非攻击性和过分依赖，从而在心理发展上也出现社会适应能力较差。

二、肥胖对成年及中老年人健康所带来的危害

肥胖是一种危害人类健康的慢性疾病，近年来呈全球流行态势。它可以导致很多并发症。肥胖还可引起人体生理、病理、神经体液调节的一系列变化，使人体的工作能力降低，严重肥胖者对疾病的抵抗能力下降，甚至显著缩短寿命。现代医学研究揭示，肥胖者比体重正常者寿命短 5~20 岁。

1. 心血管疾病

心血管系统疾病，包括冠心病（CHD）、脑卒中和高血压等。冠心病、脑卒中发病率在发展中国家正呈上升趋势。肥胖者易患高血压、胆固醇升高和糖耐量降低等，而这些都是心血管病的危险因素。

长期的前瞻性研究结果提示，肥胖是 CHD 相关患病率和死亡率的一个重要的独立危险因素，BMI 与发生 CHD 的危险呈正相关。英国一项纳入 6082 名研究对象的前瞻性研究发现，调整已知的心血管病危险因素后，肥胖患者致死性冠心病发病危险增加了60%。据 2009 年《柳叶刀》报道，肥胖者的死亡率明显高于体重正常者。BMI 每增加 $5kg/m^2$，总死亡率上升 30%，心血管疾病增加 40%，至少缩短预期平均寿命 20 年。

根据 2001 年我国卒中队列研究的 1336 例 35~65 岁女性进行的调查结果显示，超重和肥胖对象的脑血流量减少，血流速度减慢，血管弹性变差。体重正常、超重和肥胖对象的高血压患病率分别为 19.28%、37.60% 和 38.92%，心脏病患病率分别为 14.62%、21.26% 和 21.62%，糖尿病患病率分别为 4.04%、4.53% 和 4.86%，说明成年女性随 BMI 升高，高血压、心脏病、糖尿病等相关疾病的患病率升高。

随着 BMI 的增高，往往伴随其他危险因素聚集，心血管病发病危险随个体危险因素聚集数的增加成倍升高。2009—2010 年对全国 12 个研究人群各抽取 35~64 岁调查对象，肥胖人群中同时具有高血压、血脂异常和糖尿病 3 种危险因素的比例，是正常体重人群的 4.5 倍，是超重人群的 1.7 倍；重度中心型肥胖人群是正常体重人群的 5.1 倍。

研究提示，一方面，肥胖因素常与其他危险因素并存，所以肥胖人群具有很高的心血管病患病风险；另一方面，如果针对肥胖人群进行有效干预，不仅可以控制体重，且可减少其他危险因素的聚集，增加干预效率。

儿童时期患有超重或肥胖可以加速成年时心血管疾病的发生。大多数儿童心脏疾病都认为是与出生缺陷有关。但是，通过对儿童心脏和血管的评估发现，一些疾病的过程，如动脉硬化，一度被认为是成年人健康的主要问题，事实上从儿童时期就已经开始了。有 50% 的肥胖儿童在动脉血管壁上可以形成脂肪素，8% 的可以发现纤维斑块，4% 的肥胖儿童动脉狭窄程度>40%。这些肥胖对动脉血管的损伤如果发生在冠状动脉就可能导致心梗，发生在脑血管则可导致脑卒中。这些足以证明即使是非常年幼的孩子，肥胖对心脏和血管也构成损伤。以往认为肥胖导致的心脏病发作或脑卒中的过程往往需要几十年才能发展成明显的疾病。然而，现在看来，这些变化可能要来得更早些，儿童青少年时期的肥胖可能加速这些过程。

（1）冠心病

研究报道，肥胖与冠心病的关系密切，是冠心病重要的诱发原因之一。这主要是由于大量脂质沉积在冠状动脉，使冠状动脉狭窄，引起心肌缺血，出现心绞痛。研究表明，BMI 指数水平与冠心病呈明显的正相关。

（2）高血压

随着 BMI 的增加，收缩压和舒张压水平也较高。肥胖者由于外周脂肪的堆积，阻力增加、引起对血管的压力升高。肥胖者的高血压患病率高，肥胖持续时间越长，尤其是女性，发生高血压的危险性更大。而控制饮食和增加运动使体重降低时，使血容量、心排血量和交感神经活动下降，血压也随之降低。不论是成年人，还是儿童青少年，肥胖都是高血压形成的重要促成因素。

根据 2010—2012 年中国居民营养与健康状况监测数据，中国 18 岁及以上居民高血压患病率为 25.2%，其中男性 26.2%，女性 24.1%，同样，肥胖人群中高血压的患病率较高。

（3）脑卒中

脑卒中又称中风或脑血管意外，包括脑出血、蛛网膜下腔出血、脑梗死和短暂性脑缺血发作等急性脑血管病，易出现意识障碍和局部性神经功能缺失为共同特征的急性脑血管病。危险因素有：高血压、心脏病、糖尿病、高脂血病、肥胖、饮酒等。肥胖既是心血管疾病的独立危险因素，又是引起其他疾病的主要原因。肥胖可直接引起心脏结构和功能的改变，也可通过胰岛素抵抗间接影响心脏。腹部肥胖比臀部和大腿过量脂肪堆积更具危险性。

2. 呼吸系统疾病

肥胖还可损伤肺功能和结构，引起病理生理改变。重度肥胖患者呼吸功能明显增加，使呼吸耗氧增加，加重了缺氧。同时，由于胸腔阻力增加，静脉回流受阻，静脉压升高，而出现右心功能不全综合征，如颈静脉怒张肺动脉高压、肝大、水肿等。加之肥胖者血液循环量增加、心输出量与心搏量增加，也会加重左心负荷，造成高搏出量心力衰竭，而导致肥胖性心肺功能不全综合征（又叫匹克威克综合征），该综合征多见于重度肥胖患者。

阻塞性睡眠呼吸暂停综合征，患者睡眠时打鼾伴有呼吸暂停，夜间反复发生低氧血症、高碳酸血症和睡眠结构紊乱，导致白天嗜睡、心脑血管并发症乃至多脏器损害，国内成年人 SAS 患病率为 3.5%~4.8%。该综合征与肥胖病的气喘有关，发病隐匿，有时可能危及生命。特征是睡眠中阵发性呼吸暂停，往往由其他人首先发现。下列症状提示可能患该综合征：打鼾、睡眠质量差或出现低氧血症，醒后不能恢复精神。SAS 的病理生理是患者呼吸中枢敏感性降低，软腭功能障碍、过度肥胖和腹型脂肪分布等导致呼吸道机械性堵塞。

SAS 患者症状严重时，由于较易发生低氧性心律失常，常可导致患者死亡。也会发生低氧性痉挛，但抗痉挛药无效。调查表明，65%~75%阻塞性睡眠呼吸暂停患者均为肥胖者。国内成年人 SAS 患病率为 3.5%~4.81%。肥胖是 SAS 的重要致病因素，肥胖患者中 SAS 发病率较正常人群明显增高。

3. 消化系统疾病

研究表明，消化系统疾病中，肥胖患者患胆结石的危险性比常人高 6 倍，且危险性随体重的增加而增加。而泌尿系统肥胖患者死于肾病的危险高出正常体重者 2 倍以上，1974 年魏辛格等首先报道严重肥胖的成年患者可伴大量蛋白尿，病理研究也证实肥胖可引起肾脏损害即肥胖相关性肾病。

4. 癌症

国际癌症研究机构的研究显示，在欧美和中亚地区的女性当中，肥胖造成的癌症占了癌症总数的9%，有充足证据表明超重和肥胖与13种癌症的发生有关，包括食管腺癌、贲门胃癌、结肠和直肠癌、肝癌、胆囊癌、胰腺癌、乳腺癌、子宫癌、卵巢癌、肾细胞癌、脑膜瘤、甲状腺癌、多发性骨髓瘤，这13种与肥胖相关的癌症占了美国在2014年确诊的所有癌症中的40%。美国癌症协会发现，一个肥胖者，若体重比同龄人高出10%以上，得子宫内膜癌的风险是正常体重者的5.5倍，患胆囊癌的风险是正常体重者的3.9倍，患子宫肌瘤的风险是正常体重者的2.4倍，患乳腺癌的风险是正常体重者的1.5倍。国外一项纵向研究发现，儿童期超重或肥胖的女性将增加成年后患乳腺癌的风险；另一项研究发现，青春期超重或肥胖是肾细胞癌发病的重要危险因素。国内关于儿童期肥胖与远期癌症关系领域的研究较少。

5. Ⅱ型糖尿病

体重超重、肥胖和腹部脂肪蓄积是Ⅱ型糖尿病发病的重要危险因素。肥胖、胰岛素抵抗与Ⅱ型糖尿病的发病有密切的关系。环境和遗传因素的综合作用能够引起胰岛素抵抗和高胰岛素血症。胰岛素抵抗是Ⅱ型糖尿病发病的重要基础，当胰岛β细胞功能不能代偿胰岛素抵抗时，就会出现血糖异常升高，糖耐量受损，最终发展为Ⅱ型糖尿病。

缺乏身体活动和不健康的膳食是体重超重和肥胖的主要危险因素。研究表明，人群中的胰岛素敏感性差异很大，但是胰岛素抵抗常常与肥胖者有关，尤其是腹部脂肪量增加明显的患者。由于胰岛素抵抗在极胖者（$BMI>40kg/m^2$）中非常普遍，一些研究者指出，胰岛素抵抗可能是对肥胖的一种适应性反应，可限制进一步脂肪沉积。特定器官或组织的抗胰岛素性不同可能是造成局部脂肪堆积的原因，腹内脂肪对胰岛素敏感性相对较差被认为是中心性脂肪堆积的原因。许多调查已观察到肥胖与发生非胰岛素依赖性糖尿病（NIDDM）的危险呈正相关。对30～55岁的妇女观察研究结果发现，肥胖妇女发生NIDDM的危险是正常身材妇女（$BMI<22kg/m^2$）的40多倍。发生NIDDM的危险随BMI增加而增加，随体重减轻而下降。大规模前瞻性研究表明，体重超重和肥胖对NIDDM具有重要影响。如果BMI不超过$25kg/m^2$，从理论上来讲，约64%的男性NIDDM病例和74%的女性NIDDM病例是可以预防的。经过详细分析肥胖与NIDDM的关系，在校正了年龄、吸烟和NIDDM家族史后，进一步明确了肥胖对发生NIDDM的危险特征，包括：第一，儿童青少年时期肥胖；第二，从18岁开始进行性体重增长；第三，腹内脂肪堆积。其中，腹内脂肪堆积已被认为是全世界大量人群和各种族人群发生

NIDDM 的一个独立危险因素。据美国糖尿病协会报告，大约 85% 的肥胖者患有 Ⅱ 型糖尿病；在轻、中、重度肥胖者中发生 Ⅱ 型糖尿病的危险性分别是正常体重者的 2 倍、5 倍和 10 倍；肥胖持续的时间越长，发生 Ⅱ 型糖尿病的危险性就越大。对我国 22 个人群的抽样调查发现，糖代谢异常的发病率随体重而增加，$BMI \geq 28kg/m^2$ 时患糖尿病和糖耐量受损（IGT）的风险男、女分别增加了 1.9 倍、1.75 倍和 1.65 倍、1.46 倍。

6. 血脂异常

肥胖是发生血脂异常的重要影响因素。在肥胖人群中，其脂肪代谢的特点表现为脂肪代谢紊乱，肌体组织对游离脂肪酸的动员和利用减少，血浆游离脂肪酸含量升高、积聚，血脂容量增高，胆固醇、甘油三酯、总脂等血脂成分普遍增高。研究显示，体重每增加 10%，血浆胆固醇就相应增加 0.3mmol/L，超重者发生高胆固醇血症的相对危险是非超重者的 1.5~2 倍，肥胖人群中血浆胆固醇水平 5.2mmol/L 以上的可占 55.8%。有研究结果证实，肥胖儿童青少年的血脂表现与成年人相同。通过解剖学观察到，在生命早期阶段，具有代谢综合征症状越多的个体发生动脉粥样硬化损伤的程度也越严重。

7. 代谢综合征

代谢紊乱是肥胖从基因到临床表现的重要环节。当人体能量摄入多于消耗能量时，多余能量以脂肪形式储存于体内，其量超过正常生理需要量，达到一定限度时遂演变为肥胖症。伴随肥胖所致的代谢、内分泌发生异常，常可引起多种疾病。糖代谢异常可引起糖尿病，脂肪代谢异常可引起高脂血症，核酸代谢异常可引起高尿酸血症等。

代谢综合征表现为患者同时具备的一组危险因素的集合，包括腰围增加、血压升高、甘油三酯升高和 HDL-脂蛋白胆固醇含量降低，以及血糖水平升高。MS 的最基本因素是腹部肥胖和胰岛素抵抗，MS 也是心脏病和成年人发生 Ⅱ 型糖尿病的主要危险因素。根据 2010—2012 年中国居民营养与健康状况监测数据，MS 患病率表现为男性高于女性；无论男性还是女性，随着年龄增加都呈递增的趋势，在 50 岁之前，男性的 MS 患病率高于女性，50~70 岁女性 MS 的患病率继续增加，70 岁以后有所下降，而男性 MS 患病率在 50 岁以后基本处于平稳的状态。

8. 肝胆系统疾病

肝脏是脂肪代谢的重要器官，由肠道吸收的脂肪在肝内分解、转化，再运到其他组织中储存。肥胖患者由于长期摄入量大大超过肌体需要，且肝脏脂肪含量过多，超过肝脏负荷能力，肝内脂肪的分解利用形成障碍，使脂肪在肝细胞内堆积形成脂肪肝。

肥胖者与正常人相比，胆汁中的胆固醇含量增多，超过了胆汁中的溶解度，因此肥胖者容易并发胆固醇结石的比例很高。肥胖者发生胆石症的危险是非肥胖者的 3~4 倍，而腹部脂肪过多者发生胆石症的危险则更大。发生胆石症的相对危险随 BMI 增加而增加。肥胖者胆汁内胆固醇过饱和、胆囊收缩功能下降是胆石症形成的因素。此外，由于胆石症易使胆囊发炎，所以急慢性胆囊炎也在肥胖者中多见。胆绞痛和急性胰腺炎是胆石症的其他可能并发症。有报道表明，患胆石症的女性 50%~80% 是肥胖者。在做外科手术时，约有 30% 的高度肥胖者合并有胆结石。

9. 运动系统影响

据国内对 24 万人群抽样调查结果显示：肥胖人群骨关节病发生率高出非肥胖人群的 12%~43%。由于肥胖者体重大、腰及双下肢骨关节负荷过重，易导致关节长期劳损和腰及下肢关节退行性病变，伴随膝内翻/外翻、股骨头骨垢分离、腰背肌、下肢肌肉劳损及慢性疼痛、行动困难、腰椎间盘病变、骨质疏松。绝经期肥胖者，因雌激素水平显著下降而易发生高尿酸性痛风和病理性骨折。调查结果发现，肥胖人群受外伤概率高于非肥胖人群的 19%~51%。这是由于肥胖者行动不便、反应迟钝和自我保护能力差，较易发生交通事故及骨折，尤其是髋部骨折、桡骨远端骨折、腰部脊柱和肌肉的损伤及关节脱位。

10. 生殖系统影响

肥胖对于男、女性生殖系统均有负面影响。体脂过多尤其是腹部肥胖与女性排卵功能障碍、雄性激素过多及激素敏感性肿瘤之间具有显著的关系。肥胖患者雄烯二酮及睾酮浓度通常增加，而性激素结合蛋白（SHBG）浓度却降低，血浆雌酮与雌二醇之比也显著升高。SHBG 水平降低与游离睾酮和雌二醇清除率增加有关，从而打破性激素的平衡。

肥胖可能增加男性患前列腺癌的风险，并可引起生殖器官的形态、功能异常，以及精液质量的下降。有研究结果表明，BMI>35kg/m² 者的精子数量、精子浓度、精子活力和正常形态精子比例均显著低于 BMI 正常人群。BMI 与男性体内的睾酮呈负相关，与雌激素类呈正相关。正常体重男性体内雌激素水平极低，但肥胖男性的雌酮和雌二醇水平升高。多余的雌激素会影响精子的形成、附睾精囊等男性生殖系统的功能。此外，多余的雌激素还可以作用于下丘脑，使睾酮分泌减少，从而引起生殖功能障碍。

超重和肥胖很可能在导致年轻女性的月经疾病中起着相对重要的作用。43% 受累于不同类型月经紊乱、不育及习惯性流产的女性是超重和肥胖的。越来越多的证据表明，肥胖可通过雄激素过多，伴胰岛素抵抗的高胰岛素血症、高瘦素水平等代谢紊乱损害女性的生育能力。很多动物实验和人体研究证实，胰岛素起着类似促性腺激素的作用，胰岛素过多可造成卵巢生成的雄激素过多。

对女性而言，肥胖可能增加患多囊卵巢综合征的风险，并可引起生育力和卵细胞质量的下降。WHO 的调查报告显示，在生育年龄 15% 的夫妻存在不育现象，其中男性不育因素占 50%。

多囊卵巢综合征（PCOS）是育龄期女性最常见的内分泌疾病，而且是无排卵性不孕的最常见因素之一，在女性中的患病率约为 5%～10%。有研究发现，超过 50% 的 PCOS 患者是超重和肥胖者。随着患者年龄的增长，肥胖（特别是腹部肥胖）、胰岛素抵抗和 PCOS 之间的关系更为明显，更容易发生 PCOS 的多种并发症，如 Ⅱ 型糖尿病、心血管疾病等。有大量证据表明，BMI 下降 5% 可以改善 PCOS 患者雄激素过多的症状及排卵功能。因此，肥胖对 PCOS 的发生和发展起着重要作用，并显著影响 PCOS 患者的临床和内分泌异常的严重程度。

11. 关节病

肥胖的老年人由于骨关节系统长期负荷过重，下肢和脊柱容易发生增生性关节炎，常出现腰腿疼痛，关节疾患又反过来限制肥胖老人的活动。肥胖的老年人体重减轻后，腰腿疼痛的症状也能减轻或消失。

总之，肥胖患者由于体重负担增加，常感到乏力、疲劳、气喘、活动困难、关节和下腰疼痛、下肢浮肿等，给日常生活带来不便；由于形体不美，容易出现自卑、忧郁、焦虑等心理障碍。肥胖对健康的最大危害是肥胖的并发症。即使没有任何临床症状的轻、中度肥胖者，发生糖尿病、高血压、高血脂症、冠心病、胆囊疾病、痛风、下肢静脉曲张和某些癌症的概率也会增加。研究结果表明，肥胖患者易发糖尿病的概率为 57%、高血压 17%、冠心病 17%、胆囊炎 30%、骨关节疾病 14%、乳腺癌 11%、结肠癌 11%，并且随着肥胖程度的增加而升高。很显然，肥胖已成为影响人们健康的重要因素，因此预防肥胖的发生就显得极为必要。因此，我们应该充分认识到肥胖这种慢性疾病所带来的危害，积极预防、科学治疗。

第三章 肥胖与饮食

一、肥胖与饮食的关系

1. 膳食结构

膳食结构不良、能量过高，且不能节制也是出现超重或肥胖的重要因素。研究发现，膳食结构中各营养素间失去平衡与发生肥胖有着密切关系。

（1）脂肪比例

膳食中脂肪（尤其是动物性脂肪）摄入增加是肥胖人群大量增长的重要原因。中国居民健康与营养调查的数据显示：1989—1997 年，成人能量摄入状况变化不明显，但高脂肪膳食的比例增加了 2.5 倍，动物性脂肪的摄入显著增多；1997 年，我国 60% 的城市居民膳食中脂肪供能占总能量的比例超过 30%，近 70% 的城市居民动物性脂肪供能比超过 10%。根据 WHO 的建议，膳食中脂肪供能比不超过 30%，动物性脂肪供能比不超过 10%。脂肪摄入过高，能量摄入量大于消耗量，可引起体脂增加。

（2）碳水化合物含量

传统上认为，饮食结构中碳水化合物的含量对肥胖的发生只起次要作用。而数据显示，脂肪供能比下降、碳水化合物摄入量的上升，肥胖的检出率却加速增长。世界粮农组织（FAO）与 WHO 推荐应用血糖指数（GI）作为碳水化合物食物的选择指标之一。GI 值主要是根据进食后血糖的升高程度将食物进行分类。高 GI 值食物可导致反馈性的胰岛素过度分泌，增加肌体的饥饿感并可能引起额外的能量摄入，经常摄入高 GI 食物明显增加患肥胖、糖尿病和心血管疾病的风险。一些高 GI 值食物有：

谷类：面条、馒头、油条、糯米粥和米饼等。

薯类：土豆泥、煮红薯等。

蔬菜类：南瓜、胡萝卜等。

水果类：西瓜等。

即食食品：精白面包、小麦饼干、苏打饼干、膨化薄脆饼干、蜂蜜和麦芽糖等。

（3）膳食纤维

膳食纤维的摄入不足与肥胖发生也有一定关系。蔬菜和水果中含有比较丰富的膳食纤维，膳食纤维被摄入体内后，可增加肌体的饱腹感，从而控制能量的摄入，达到预防肥胖的目的。

什么样的膳食结构才是平衡合理的呢？中国营养学会新拟定的 2022 年版《中国居民膳食指南》，新的膳食指南包括食物多样，合理搭配；吃动平衡，健康体重；多吃蔬果、奶类、全谷、大豆；适量吃鱼、禽、蛋、瘦肉；少盐少油，控糖限酒；规律进餐，足量饮水等内容。

2. 进食习惯

一些不良的进食习惯同样会引起肥胖的发生。

（1）不吃早餐

研究发现，进餐次数较少者发生肥胖问题的机会和程度，均高于进餐次数稍多者。假如不吃早餐的话，空腹时间过长，在此期间，仅靠肝糖原分解来维持血糖浓度，而器官的生理活动、细胞的新陈代谢，工作时体力、脑力的消耗，将使能量处于入不敷出的状态。另外，早餐不吃的话，午餐往往就吃得多，可能导致脂肪的摄入过量。

（2）晚餐吃得太丰盛

晚餐吃得过饱、太油腻，或者饭后未充分活动就上床睡觉，均可能引发多种疾病。夜间休息时人体的能量消耗相对较少，晚餐如果吃得过饱，多余的能量和营养物质消耗不了，将以脂肪的形式沉积在体内，从而发生肥胖。晚餐摄食过多，胃肠道的负担增加，可能导致功能紊乱。研究表明，如果全天摄取的能量有 70% 集中在晚餐的话，人体出现动脉粥样硬化和血脂代谢异常的可能性将大大增加。

3. 摄食量

摄食过多也是引起肥胖发生的因素之一。摄食过多除了与个体的认知水平、行为习惯等有关外，也可能是由以下一些疾病引起：

（1）下丘脑饱腹中枢反应失常

下丘脑是大脑中调节食欲的中枢机构，其中存在着饱腹中枢和饥饿中枢。进餐后，血糖浓度上升，作用于饱腹中枢，产生饱腹感而停止进餐。在饱腹中枢反应失常的情况下，可能导致摄食过多而发生肥胖。

（2）胰岛素分泌过剩

过高浓度的胰岛素作用于下丘脑的饥饿中枢，造成饥饿感增强，从而引起进食增加。

（3）精神、情绪紧张

有研究显示，人处于心理紧张状态时，即使没有饥饿感，也常以进食来摆脱内心的焦虑，甚至出现暴饮暴食的现象。现代社会工作节奏明显加快，种种压力加大，由于精神、情绪紧张而造成摄食过多的现象普遍存在。

二、平衡膳食

1. 膳食模式

膳食模式是指构成居民膳食的主要食物的种类、数量及其比例。膳食受社会经济情况、人口和农业资源情况、居民消费能力及个人饮食习惯等多方面因素的影响。由于国情不同，膳食模式也有所不同。经济发达国家的膳食模式是以动物性食物为主，肉类消耗量高于粮食，此模式属于高能量、高脂肪、高蛋白的营养过剩类型，容易造成肥胖及其并发症如高血压、糖尿病和冠心病等高发；经济欠发达国家的膳食模式是以植物性食物为主，动物性食物为辅，此模式中动物食品缺乏，造成蛋白质、脂肪摄入不足，能量基本满足需要，但可能导致营养不良、体质低下等问题的出现。合理的膳食模式应该是植物和动物性食品并重，能量、蛋白质、脂肪摄入量要基本符合营养要求，动、植物性食物消费量达到均衡。

2. 中国居民膳食指南

国民膳食与营养状况是反映一个国家或地区经济社会发展、卫生保健水平和人口健康素质的重要指标，是国家昌盛、民族富强、人民幸福的重要标志。近年来，我国居民膳食质量明显提高，国民营养状况和体格发育明显改善，人均预期寿命不断增长。但与此同时，随着经济发展，城镇化、工业化进程加快，不健康生活方式的广泛流行，我国仍面临营养不足与营养过剩的双重负担，营养相关慢性病仍然呈现上升趋势，严重威胁人民群众的生命健康。

自1989年以来，我国已先后发布四版居民膳食指南，在不同时期对指导居民通过平衡膳食改变营养健康状况、预防慢性病、增强健康素质发挥了重要作用。《中国居民膳食指南（2022）》针对近年来我国居民膳食模式改变和膳食营养主要问题，致力于适应居民新时期的营养健康需求和国家粮食安全要求，将有效帮助居民科学选择食物、合理搭配膳食，预防和减少慢性病发生，切实提升人民群众的健康水平。

如何做到平衡膳食，从而在营养充足的前提下防止肥胖的发生呢？中国营养学会颁布的《中国居民膳食指南》（本书简称《膳食指南》）给出了平衡膳食的具体要求。2022年版膳食指南包括：

（1）食物多样，合理搭配

平衡膳食模式是保障人体营养和健康的基本原则，食物多样是平衡膳食的基础，合理搭配是平衡膳食的保障。不同类别食物中含有的营养素及其他有益成分的种类和数量不同。除喂养 6 月龄内婴儿的母乳外，没有任何一种天然食物可以满足人体所需的能量及全部营养素。只有经过合理搭配的多种食物组成的膳食，才能满足人体对能量和各种营养素的需要。

合理搭配是指食物种类和重量在一日三餐中合理化分配。中国居民平衡膳食宝塔用五层把食物多少表现出来，谷类为主是平衡膳食模式的重要特征。谷类食物含有丰富的碳水化合物，是人体所需能量最经济和最重要的食物来源，也是 B 族维生素、矿物质、膳食纤维和蛋白质的重要食物来源，在保障儿童生长发育、维持人体健康方面发挥着重要作用。近年来，我国居民的膳食模式已发生变化：谷类食物的消费量逐年下降，动物性食物和油脂摄入量逐年增多；谷类过度加工引起 B 族维生素、矿物质和膳食纤维损失而导致营养素摄入量失衡。研究证据表明，膳食不平衡、全谷物减少与膳食相关慢性病发生风险增加密切相关。坚持谷类为主，保证全谷物及杂豆摄入，有利于降低超重/肥胖、Ⅱ型糖尿病、心血管疾病、结直肠癌等疾病的发生风险。

平衡膳食应做到食物多样，平均每天摄入 12 种以上食物，每周摄入 25 种以上，合理搭配一日三餐。成年人每天摄入谷类 200~300g，其中全谷物和杂豆类 50~150g；每天摄入薯类 50~100g。平衡膳食模式能最大限度地满足人体正常生长发育及各种生理活动的需要，提高机体免疫力，降低膳食相关疾病的发生风险。

【核心推荐】

坚持谷物为主的平衡膳食模式。

每天的膳食应包括谷薯类、蔬菜水果、畜禽鱼蛋奶和豆类食物。

平均每天摄入 12 种以上食物，每周 25 种以上，合理搭配。

每天摄入谷类食物 200~300g，其中包含全谷物和杂豆类 50~150g；薯类 50~100g。

良好的膳食模式是保障营养充足的条件。人类需要的基本食物包括五大类，即谷薯类、蔬菜和水果、畜禽鱼蛋奶、大豆类和坚果、油脂及盐，不同食物中含有的维持人体生命与健康所必需的能量和营养素不同。因此，从人体营养需要和食物营养特征考虑，必须由多种食物组成平衡膳食模式。

在食物多样的基础上，坚持谷类为主，合理搭配，不仅体现了我国传统膳食结构的特点，也能满足平衡膳食模式要求。谷类是膳食中的主食，含有丰富的碳水化合物是最经济的膳食能量来源（应占总能量 50%~65%），也是 B 族维生素、矿物质、蛋白质和膳食纤维的重要来源。与精制米面相比，全谷物和杂豆可提供更多的 B 族维生素、矿物质、膳食纤维等营养成分，对降低肥胖、Ⅱ型糖尿病、心血管疾病、肿瘤等膳食相关疾病的发生风险具有重要作用。薯类含有丰富的淀粉、膳食纤维，并含有维生素和矿物质。因此，每天宜摄入一定量的全谷物、杂豆类及薯类食物。不同年龄的轻身体活动水平人群每天或每周谷薯类摄入量建议（见表3-1）。

表3-1 不同人群谷薯类食物建议摄入量

食物类别	单位	幼儿		儿童、青少年			成年人	
		2~3岁	4~6岁	7~10岁	11~13岁	14~17岁	18~64岁	65岁+
谷类	（g/d）	85~100	100~150	150~200	225~250	250~300	200~300	200~250
	（份/天）	1.5~2	2~3	3~4	4.5~5	5~6	4~6	4~5
全谷物和杂豆	（g/d）	适量		30~70		50~100	50~150	50~150
薯类	（g/d）	适量		25~50		50~100	50~100	50~75
	（份/周）	适量		2~4		4~8	4~8	4~6

（2）吃动平衡，健康体重

食物摄入量和身体活动量是保持能量平衡、维持健康体重的两个关键因素。长期能量摄入量大于能量消耗量可导致体重增加，甚至造成超重或肥胖；反之则导致体重过轻或消瘦。体重过重和过轻都是不健康的表现，易患多种疾病，缩短寿命。成人健康体重的体质指数（BMI）应保持在18.5~23.9kg/m² 之间。

目前，我国大多数居民身体活动不足，成年人超重和肥胖率达50.7%。充足的身体活动不仅有助于保持健康体重，还能够增强体质，降低全因死亡风险和心血管疾病、癌症等慢性病发生风险；同时也有助于调节心理平衡，缓解抑郁和焦虑，改善认知、睡眠和生活质量。

各个年龄段人群都应该每天进行身体活动，保持能量平衡和健康体重。推荐成年人积极进行日常活动和运动，每周至少进行5天中等强度身体活动，累计150分钟以上；每天进行主动身体活动6000步。鼓励适当进行高强度有氧运动，加强抗阻运动，多动多获益。减少久坐时间，每小时起来动一动。多动慧吃，借鉴于《中国居民膳食指南》2022版，保持健康体重。

【核心推荐】

各年龄段人群都应每天进行身体活动，保持健康体重。

食不过量，保持能量平衡。

坚持日常身体活动，每周至少进行5天中等强度身体活动，累计150分钟以上；主动身体活动最好每天 6000 步。

鼓励适当进行高强度有氧运动，加强抗阻运动，每周 2~3 次。

减少久坐时间，每小时起来动一动。

体重是客观评价人体营养和健康状况的重要指标，各年龄段人群都应该天天进行身体活动，保持健康体重。体重过轻一般反映能量摄入相对不足和营养不良，可导致肌体免疫力降低，增加疾病的发生风险。体重过重反映能量摄入相对过多或身体活动不足，易导致超重和肥胖，可显著增加 II 型糖尿病、心血管疾病、某些癌症等的患病风险。

能量是人体维持新陈代谢、生长发育、从事身体活动等生命活动的基础，不同人群需要的能量不同。成年人能量需要主要包括维持生命活动所必需的能量即基础代谢需要的能量，进行身体活动所需要的能量和进食时消化吸收食物所需要的能量，儿童青少年还需要满足生长发育所需要的能量。不同性别、年龄和体重的人，能量需要量也不同。目前，我国 18 岁及以上成年人超重和肥胖率达 50.7%，6~17 岁儿童青少年超重和肥胖率为 19.0%，6 岁以下儿童超重和肥胖率为 10.4%。因此，增加身体活动，保持能量摄入与能量消耗平衡，维持健康体重，从而降低心血管疾病、II 型糖尿病及某些癌症如结肠癌、乳腺癌等慢性病的发生风险。同时，身体活动也有助于调节心理平衡，改善睡眠和生活质量。

各年龄段人群都应积极进行各种类型的身体活动。久坐不动是增加全因死亡率的独立危险因素，因此每间隔小时应主动起来动一动，动则有益。推荐的成年人身体活动量（见表 3-2）。

表 3-2　推荐的成年人身体活动量

	推荐活动	时间
每天	主动进行身体活动 6000 步	30~60 分钟
每周	至少进行 5 天中等强度身体活动	150~300 分钟
鼓励	适当进行高强度有氧活动和抗阻运动	每周 2~3 天，隔天进行
提醒	减少久坐时间，每间隔小时起来动一动	

（3）多吃蔬果、奶类、全谷、大豆

蔬菜水果、全谷物、奶类、大豆及豆制品是平衡膳食的重要组成部分，坚果是平衡膳食的有益补充。蔬菜水果是维生素、矿物质、膳食纤维和植物化学物的重要来源，对提高膳食微量营养素和植物化学物的摄入量起到关键作用。奶类和大豆类富含钙、优质蛋白质和 B 族维生素，对降低慢性病的发病率具有重要作用。循证研究发现，保证每天

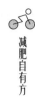

丰富的蔬菜水果摄入，可维持肌体健康、改善肥胖，有效降低心血管疾病和肺癌的发病风险，对预防食管癌、胃癌、结肠癌等主要消化道癌症具有保护作用。全谷物食物是膳食纤维和 B 族维生素的重要来源，适量摄入可降低 II 型糖尿病的发病风险，也可保证肠道健康。奶类富含钙和优质蛋白质。增加奶制品摄入对增加儿童骨密度有一定作用；酸奶可以改善便秘和乳糖不耐症。大豆、坚果富含优质蛋白质、必需脂肪酸及多种植物化学物。多吃大豆及其制品可以降低绝经后女性骨质疏松、乳腺癌等发病风险。适量食用坚果有助于降低血脂水平和全因死亡的发生风险。

近年来，我国居民蔬菜摄入量逐渐下降，水果、奶类、全谷物和大豆摄入量仍处于较低水平。基于其营养价值和健康意义，建议增加蔬菜水果、奶类、全谷物和大豆及其制品的摄入。推荐成人每天摄入蔬菜不少于 300g，其中新鲜深色蔬菜应占 1/2；水果 200~350g；全谷物及杂豆 50~150g；饮奶 300mL 以上或相当量的奶制品；平均每天摄入大豆和坚果 25~35g。坚持餐餐有蔬菜，天天有水果，把全谷物、牛奶、大豆作为膳食重要组成部分。

【核心推荐】

蔬菜水果、全谷物和奶类制品是平衡膳食的重要组成部分。

餐餐有蔬菜，保证每天摄入不少于 300g 的新鲜蔬菜，深色蔬菜应占 1/2。

天天吃水果，保证每天摄入 200~350g 的新鲜水果；果汁不能代替鲜果。

吃各种各样的奶制品，摄入量相当于每天 300mL 以上液态奶。

经常吃全谷物、大豆制品，适量吃坚果。

蔬菜水果、全谷物、奶类、大豆是维生素、矿物质、优质蛋白、膳食纤维和植物化学物的重要来源，对提高膳食质量起到关键作用。调查结果显示，我国居民蔬菜摄入量呈下降趋势，水果、牛奶、全谷物摄入也长期不足，这成了制约平衡膳食和导致某些微量营养素摄入不足的重要原因。奶类品种繁多，是膳食钙和优质蛋白质的重要来源。蔬菜水果富含维生素、矿物质、膳食纤维，且能量低，对于满足人体微量营养素的需要，保持人体肠道正常功能及降低慢性病的发生风险等具有重要作用。蔬菜水果中还富含有机酸和芳香物质等，能够增进食欲，帮助消化。全谷物含有谷物全部的天然营养成分，还富含膳食纤维、B 族维生素和维生素 E 等，增加其摄入量与降低 II 型糖尿病、心血管疾病和癌症的发病风险有关。

蔬菜水果、全谷物、奶类、大豆及豆制品是平衡膳食的重要组成部分，不同年龄人群推荐的食物摄入量见表 3-3。

表 3-3　不同人群蔬菜水果、全谷物、奶类、大豆、坚果类食物建议摄入量

食物类别	单位	幼儿		儿童青少年			成人	
		2~3 岁	4~6 岁	7~10 岁	11~13 岁	14~17 岁	18~64 岁	65 岁+
蔬菜	（g/d）	150~250	200~300	300	400~450	450~500	300~500	300~450
	（份/日）	1.5~2.5	2~3	3	4~4.5	4.5~5	3~5	3~4.5
水果	（g/d）	100~200	150~200	150~200	200~300	300~350	200~350	200~300
	（份/日）	1~2	1.5~2	1.5~2	2~3	3~3.5	2~3.5	2~3
奶类	（g/d）	500	350~500	300	300	300	300	300
	（份/日）	2.5	2~2.5	1.5	1.5	1.5	1.5	1.5
全谷物和杂豆类	（g/d）	适量			30~70	50~100	50~100	
	（份/日）				—	—	—	
大豆	（g/周）	35~105	105	105	105	105~175	105~175	105
	（份/周）	1.5~4	4	4	4	4~7	4~7	4
坚果	（g/周）	—	—	—	50~70			
	（份/周）	—	—	—	5~7			

（4）适量吃鱼、禽、蛋、瘦肉

鱼、禽、蛋和瘦肉均属于动物性食物，富含优质蛋白质、脂类、脂溶性维生素、B族维生素和矿物质等，是平衡膳食的重要组成部分。该类食物蛋白质的含量普遍较高，其氨基酸组成更适合人体需要，利用率高，但有些含有较多的饱和脂肪酸和胆固醇，摄入过多可增加肥胖、心血管疾病等发病风险，应当适量摄入。

鱼虾等水产类食物脂肪含量相对较低，且含有较多的不饱和脂肪酸，对预防血脂异常和脑卒中等疾病有一定作用，每周最好吃鱼 2 次。禽类脂肪含量也相对较低，其脂肪酸组成也优于畜类脂肪。蛋类中各种营养成分比较齐全，营养价值高，胆固醇含量也高，对一般人群而言，每天吃一个鸡蛋不会增加心血管疾病的发病风险。畜肉类脂肪含量较多，吃畜肉应当选瘦肉，每人每周畜肉摄入不宜超过 500g。烟熏和腌制肉类在加工过程中易产生一些致癌物，过多食用可增加肿瘤发生的风险，应当少吃或不吃。

目前，我国多数居民摄入畜肉较多，鱼等水产类较少，需要调整比例。建议成年人平均每天摄入总量 120~200g，相当于每周吃鱼 2 次或 300~500g，蛋类 300~350g，畜禽肉类 300~500g。

【核心推荐】

鱼、禽、蛋类和瘦肉摄入量要适量，平均每天 120~200g。

每周最好吃鱼 2 次或 300~500g，蛋类 300~350g，畜禽肉类 300~500g。

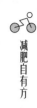

少吃深加工肉制品。

鸡蛋营养丰富，吃鸡蛋不弃蛋黄。

优先选择鱼，少吃肥肉、烟熏和腌制肉制品。

鱼、禽、蛋类和瘦肉可提供人体所需要的优质蛋白质和多种微量营养素，但有些含有较多的饱和脂肪酸和胆固醇，过多摄入对健康不利，因此建议适量食用。水产品和畜禽肉中多数营养素含量相差不大，但脂肪含量和脂肪酸的组成有较大差异，对健康的影响有所不同。鱼和禽的脂肪含量相对较低，水产品还含有较多的不饱和脂肪酸，有些鱼类富含二十碳五烯酸（EPA）和二十二碳六烯酸（DHA），对预防血脂异常和心血管疾病等有一定作用。因此，应当优先选择鱼食用。

蛋黄是蛋类维生素和矿物质的主要集中部位，并且富含磷脂和胆碱，对健康十分有益，因此吃鸡蛋不要丢弃蛋黄。畜肉，尤其是肥肉，脂肪含量高，饱和脂肪酸较多，因此应少吃肥肉，选择瘦肉。烟熏和腌制肉类在加工过程中，易受多环芳烃类和甲醛等多种有害物质的污染，过多摄入可增加某些肿瘤的发生风险，应当少吃或不吃。各年龄段人群的适宜摄入量见表3-4。

表3-4　不同人群动物性食物建议摄入量

食物类别	单位	幼儿		儿童青少年			成人	
		2～3岁	4～6岁	7～10岁	11～13岁	14～17岁	18～64岁	65岁+
总量	（g/d）	50～70	70～105	105～120	140～150	150～200	120～200	120～150
畜禽肉	（g/周）	105～175	175～280	280	350	350～525	280～525	280～350
	（份/周）	2～3.5	3.5～5.5	5.5	7	7～10.5	7～10.5	5.5～7
蛋类	（g/周）	140～175	175	175～280	280～350	350	280～350	280～350
	（份/周）	2～3.5	3.5～5.5	3.5～5.5	5.5～7	7	5.5～7	5.5～7
水产品	（g/周）	105～140	140～280	280	350	350～525	280～525	280～350
	（份/周）	2～3	3～5.5	5.5	7	7～10.5	7～10.5	5.5～7

（5）少盐少油，控糖限酒

我国多数居民食盐、烹调油和脂肪摄入过多，目前是肥胖、心脑血管疾病等慢性病发病率居高不下的重要因素。

食盐是食物烹饪或食品加工的主要调味品。我国居民的饮食习惯中食盐摄入量较高，而过多的盐摄入与高血压、脑卒中、胃癌和全因死亡有关，因此要降低食盐摄入，培养清淡口味，逐渐做到量化用盐，推荐每天食盐摄入量不超过5g。

烹调油包括植物油和动物油，是人体必需脂肪酸和维生素E的重要来源。目前我国居民烹调油摄入量较多。过多烹调油的使用会增加脂肪的摄入，导致膳食中脂肪供能比超过适宜范围。过多摄入反式脂肪酸还会增加心血管疾病的发生风险。应减少烹调油和动物脂肪用量，推荐每天的烹调油摄入量为 25~30g。成年人脂肪提供能量应占总能量的 30%以下。

过多摄入添加糖/含糖饮料，会增加龋齿、超重和肥胖等的发生风险。建议每天摄入添加糖提供的能量不超过总能量的 10%，最好不超过总能量的 5%。对于儿童青少年来说，含糖饮料是添加糖的主要来源，建议不喝或少喝，少食用高糖食品。

过量饮酒与多种疾病相关，会增加肝脏损伤、胎儿酒精综合征、痛风、心血管疾病和某些癌症的发生风险。因此应避免过量饮酒。若饮酒，成年人一天饮用的酒精量不超过 15g，儿童青少年、孕妇、乳母、慢性病患者等特殊人群不应饮酒。

【核心推荐】

培养清淡饮食习惯，少吃高盐和油炸食品。成年人每天摄入食盐不超过 5g，烹调油 25~30g。

控制添加糖的摄入量，每天不超过 50g，最好控制在 25g 以下。

反式脂肪酸每天摄入量不超过 2g。

不喝或少喝含糖饮料。

儿童青少年、孕妇、乳母及慢性病患者不应饮酒。成年人如饮酒，一天饮用的酒精量不超过 15g。

研究证据表明，食盐摄入过多可增加高血压、脑卒中等疾病的发生风险。目前我国居民食盐摄入普遍过多，因此应当减少食盐的摄入量。调查表明，我国很多居民脂肪摄入过多，烹调油摄入多是重要的因素，过多的脂肪（包括烹调油）、盐摄入是我国居民肥胖和慢性病发生的重要危险因素。添加糖是纯能量物质，我国居民糖的摄入主要来自加工食品。儿童青少年中含糖饮料是添加糖的重要来源，长期过多饮用不但增加超重肥胖风险，也会引发多种慢性病。烹调用糖要尽量控制到最小量，同时也要少食用高糖食品。酒的主要化学成分是乙醇（酒精），过量饮用可引起肝脏损伤，是胎儿酒精综合征、痛风、部分癌症和心血管疾病等发生的重要危险因素，因此不推荐任何人饮酒。成年人若饮酒，应限量。推荐各年龄段人群盐、油、糖等的摄入量应控制在一个适宜的范围内（见表 3-5）。

表 3-5 不同人群食盐、烹调油、添加糖的推荐摄入量和酒精的控制摄入量（单位：g）

项目	幼儿		儿童青少年			成人	
	2~3 岁	4~6 岁	7~10 岁	11~13 岁	14~17 岁	18~64 岁	65 岁+
食盐	<2	<3	<4	<5	<5	<5	<5
烹调油	15~20	20~25	20~25	25~30		25~30 *	

项目	幼儿		儿童青少年			成人	
	2~3岁	4~6岁	7~10岁	11~13岁	14~17岁	18~64岁	65岁+
添加糖	—		<50，最好<25；不喝或少喝含糖饮料				
酒精	0					如饮酒，不超过15	

注：*轻身体活动水平。

(6) 规律进餐，足量饮水

规律进餐是实现平衡膳食、合理营养的前提。一日三餐、定时定量、饮食有度，是健康生活方式的重要组成部分，不仅可以保障营养素全面充足摄入，还有益健康。饮食不规律、暴饮暴食、不合理节食等不健康的饮食行为会影响肌体健康。应规律进餐，每天吃早餐，合理安排一日三餐，早餐提供的能量应占全天总能量的25%~30%，午餐占30%~40%，晚餐占30%~35%。

水是构成人体成分的重要物质并发挥着重要的生理作用。水的摄入和排出要平衡，以维护适宜的水合状态和正常的生理功能。足量饮水是肌体健康的基本保障，有助于维持身体活动和认知能力。在温和气候条件下，低身体活动水平成年男性每天喝水1700mL，成年女性每天喝水1500mL。应主动、足量喝水，少量多次，推荐喝白水或茶水，不用饮料代替白水。含糖饮料摄入过多会增加龋齿、肥胖的发生风险，少喝或不喝含糖饮料。

【核心推荐】

合理安排一日三餐，定时定量，不漏餐，每天吃早餐。

规律进餐、饮食适度，不暴饮暴食、不偏食挑食、不过度节食。

足量饮水，少量多次。在温和气候条件下，低身体活动水平成年男性每天喝水1700mL，成年女性每天喝水1500mL。

推荐喝白水或茶水，少喝或不喝含糖饮料，不用饮料代替白水。

实现平衡膳食、合理营养的前提是保证规律进餐。合理安排一日三餐的时间、食物的品种和量是落实平衡膳食的实践，不仅可以保证营养素全面、充足的摄入，而且有益健康。目前，我国居民中三餐不规律、不吃早餐或早餐营养质量差的占有一定比例，而且在农村居民中更为常见。进餐不规律会引起代谢紊乱，增加肥胖、糖尿病等疾病的发生风险。规律进餐需要做到一日三餐、定时定量，根据作息时间、生活习惯和劳动强度等进行适当调整。早餐是一天中的第一餐，是健康生活的开始，做到每天吃早餐，并且吃好早餐。暴饮暴食、偏食挑食、过度节食都是不健康的饮食行为，暴饮暴食、经常在外就餐增加超重肥胖的发生风险，过度节食增加营养不足及微量营养素缺少的风险，应做到不暴饮暴食、不偏食挑食、不过度节食，尽量在家就餐。

水是人体最重要的组成部分，在维持体液平衡、参与肌体新陈代谢、调节体温，以及润滑器官和关节等方面都起着必不可少的作用。水的摄入和排出维持着动态平衡，饮水过多或过少都会影响机体的水合状态，不利于肌体健康。肌体对水的需要量受年龄、性别、身体活动水平、膳食结构和环境等多种因素的影响。研究表明，饮水不足会降低肌体的身体活动能力和认知能力，还会增加泌尿系统疾病等风险。我国居民中饮水不足的现象较为普遍。因此，应做到每天足量、主动喝水，少量多次，推荐喝白水或茶水，少喝或不喝含糖饮料。

（7）会烹会选，会看标签

食物是人类获取营养、赖以生存和发展的物质基础，认识并会挑选食物容易满足营养需求。在生命的各个阶段都应做好健康饮食规划，保障营养素供应的充足性，满足个人和家庭对健康美好生活的追求。

不同类别食物中含有的营养素及有益成分的种类和数量不同，每人或每个家庭均应有每天的膳食设计和规划，按需选购备餐，按类挑选优质蛋白质来源和营养密度高的食物；优选当地、当季新鲜食物，按照营养和美味搭配组合。烹调是膳食计划的重要组成部分，学习烹饪，做好一日三餐，既可最大化地保留食物营养价值、控制食品安全风险，又可尽享食物天然风味，实践平衡膳食。在家烹饪、吃饭是我国传统文化的传承，选用新时代烹调工具可容易达到目标。

加工食品在膳食中的比例日渐增大，学会读懂预包装食品标签和营养标签，原料组成、能量和核心营养成分含量水平，慎选高盐、高油、高糖食品，做出健康聪明的选择。对于外卖食品或在外就餐的菜品选择，应根据就餐人数确定适宜分量，做到荤素搭配，并主动提出健康诉求。

【核心推荐】

在生命的各个阶段都应做好健康膳食规划。

认识食物，选择新鲜的、营养素密度高的食物。

学会阅读食品标签，合理选择预包装食品。

学习烹饪、传承传统饮食，享受食物天然美味。

在外就餐，不忘适量与平衡。

市场上的食物丰富多彩，且在外就餐和选购外卖成品菜肴也已越来越多地出现在人们生活中。因此，认识食物和会挑选食物是健康生活的第一步。了解各种食物营养特点，学会看懂营养标签，比较和选择食物，学习传统烹调技能，做到按需备餐、营养配餐，维护健康生活。生命的各个阶段都应该重视膳食计划，把食物多样、能量平衡放在首位，统筹好食物选购，设计好菜肴，合理分配三餐和零食茶点。

不同地区有各自特色的饮食文化，煮、炖、蒸、炒是比较常用的家庭烹饪方法。在家烹饪，有助于帮助人们认识和了解食物，提升食物多样选择，提高平衡膳食的可及性。膳食宝塔的结构图及食品标示量，满足了能量在 1600～2400kcal/d 的成年人的能量和营养素需要（见表3-6）。

表3-6　平衡膳食宝塔的各类食物量

食物种类	不同能量摄入水平（kcal · d^{-1}）				
	1600	1800	2000	2200	2400
谷类/g	200	225	250	275	300
其中全谷物和杂豆/g，薯类/g	50～150，50～100				
蔬菜/g	300	400	450	450	500
其中深色蔬菜	占1/2				
水果/g	200	200	300	300	350
肉类/g	120	140	150	200	200
其中畜禽肉类/g	40	50	50	75	75
其中蛋类/g	40	40	50	50	50
其中水产品/g	40	50	50	75	75
乳制品/g	300	300～500			
大豆及坚果类/g	25	25	25	35	35
油盐类/g	油25～30，盐<5				

（8）公筷分餐，杜绝浪费

加强饮食卫生安全，是通过饮食能得到足够的营养、增强体质、防止食物中毒和其他食源性疾病事件发生所采取的重要措施，与现代文明同步相随。个人和家庭日常生活应首先注意选择当地的、新鲜卫生的食物，不食用野生动物。食物制备生熟分开，储存得当。多人同桌使用公筷公勺或采取分餐或份餐等卫生措施，避免食源性疾病发生和传播。

勤俭节约是中华民族的文化传统，食物资源宝贵，来之不易，但食物浪费仍存在于各个环节。人人都应尊重食物、珍惜食物，在家在外按需备餐，不铺张不浪费。社会餐饮应多措并举，倡导文明用餐方式，服务消费者健康选择。从每个家庭做起，传承健康生活方式，树饮食文明新风，促进公众健康和食物系统可持续发展。

【核心推荐】

选择新鲜卫生的食物，不食用野生动物。

食物制备生熟分开，熟食二次加热要热透。

讲究卫生，从分餐公筷做起。

珍惜食物，按需备餐，提倡分餐不浪费。

做可持续食物系统发展的践行者。

3. 中国居民平衡膳食宝塔

中国居民平衡膳食宝塔是根据《中国居民膳食指南（2022）》的准则和核心推荐把平衡膳食原则转化为各类食物的数量和所占比例的图形化表示。

中国居民平衡膳食宝塔形象化的组合，遵循了平衡膳食的原则，体现了在营养上比较理想的基本食物构成（如图 3-1 所示）。宝塔共分 5 层，各层面积大小不同，体现了 5 大类食物和食物量的多少。5 大类食物包括谷薯类、蔬菜水果、畜禽鱼蛋奶类、大豆和坚果类，以及烹调用油盐。食物量是根据不同能量需要量水平设计，宝塔旁边的文字注释，标明了在 1600～2400kcal 能量需要量水平时，一段时间内成年人每人每天各类食物摄入量的建议值范围。

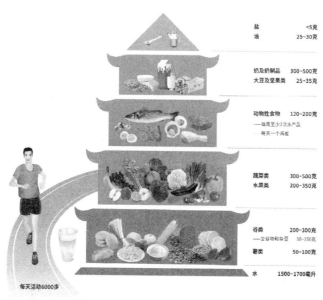

图 3-1　中国居民平衡膳食宝塔（2022）

第一层谷薯类食物

谷薯类是膳食能量的主要来源（碳水化合物提供总能量的 50%～65%），也是多种微量营养素和膳食纤维的良好来源。膳食指南中推荐 2 岁以上健康人群的膳食应做到食

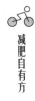

物多样、合理搭配。谷类为主是合理膳食的重要特征。在1600～2400kcal能量需要量水平下的一段时间内，建议成年人每人每天摄入谷类200～300g，其中包含全谷物和杂豆类50～150g；另外，薯类50～100g，从能量角度，相当于15～35g大米。

谷类、薯类和杂豆类是碳水化合物的主要来源。谷类包括小麦、稻米、玉米、高粱等及其制品，如米饭、馒头、烙饼、面包、饼干、麦片等。全谷物保留了天然谷物的全部成分，是理想膳食模式的重要组成，也是膳食纤维和其他营养素的来源。杂豆包括大豆以外的其他干豆类，如红小豆、绿豆、芸豆等。我国传统膳食中整粒的食物常见的有小米、玉米、绿豆、红豆、荞麦等，现代加工产品有燕麦片等，因此把杂豆与全谷物归为一类。2岁以上人群都应保证全谷物的摄入量，以此获得更多营养素、膳食纤维和健康益处。薯类包括马铃薯、红薯等，可替代部分主食。

第二层蔬菜水果

蔬菜水果是膳食指南中鼓励多摄入的两类食物。在1600～2400kcal能量需要量水平下，推荐成年人每天蔬菜摄入量至少达到300g，水果200～350g。蔬菜水果是膳食纤维、微量营养素和植物化学物的良好来源。蔬菜包括嫩茎、叶、花菜类、根菜类、鲜豆类、茄果瓜菜类、葱蒜类、菌藻类及水生蔬菜类等。深色蔬菜是指深绿色、深黄色、紫色、红色等有颜色的蔬菜，每类蔬菜提供的营养素略有不同，深色蔬菜一般富含维生素、植物化学物和膳食纤维，推荐每天占总体蔬菜摄入量的1/2以上。

水果多种多样，包括仁果、浆果、核果、柑橘类、瓜果及热带水果等。推荐吃新鲜水果，在鲜果供应不足时可选择一些含糖量低的干果制品和纯果汁。

第三层鱼、禽、肉、蛋等动物性食物

鱼、禽、肉、蛋等动物性食物是膳食指南推荐适量食用的食物。在1600～2400kcal能量需要量水平下，推荐每天鱼、禽、肉、蛋摄入量共计120～200g。

新鲜的动物性食物是优质蛋白质、脂肪和脂溶性维生素的良好来源，建议每天畜禽肉的摄入量为40～75g，少吃加工类肉制品。目前，我国汉族居民的肉类摄入以猪肉为主，且增长趋势明显。猪肉含脂肪较高，应尽量选择瘦肉或禽肉。常见的水产品包括鱼、虾、蟹和贝类，此类食物富含优质蛋白质、脂类、维生素和矿物质，推荐每天摄入量为40～75g，有条件可以优先选择。蛋类包括鸡蛋、鸭蛋、鹅蛋、鹌鹑蛋、鸽子蛋及其加工制品，蛋类的营养价值较高，推荐每天1个鸡蛋（相当于50g左右），吃鸡蛋不能丢弃蛋黄，蛋黄含有丰富的营养成分，如胆碱、卵磷脂、胆固醇、维生素A、叶黄素、锌、B族维生素等，无论对多大年龄人群都具有健康益处。

第四层奶类、大豆和坚果

奶类和豆类是鼓励多摄入的食物。奶类、大豆和坚果是蛋白质和钙的良好来源，营

养素密度高。在 1600～2400kcal 能量需要量水平下，推荐每天应摄入至少相当于鲜奶 300g 的奶类及奶制品。在全球奶制品消费中，我国居民摄入量一直很低，多吃各种各样的乳制品，有利于提高乳类摄入量。

大豆包括黄豆、黑豆、青豆，其常见的制品如豆腐、豆浆、豆腐干等。坚果包括花生、葵花籽、核桃、杏仁、榛子等，部分坚果的营养价值与大豆相似，含有必需脂肪酸和必需氨基酸。推荐大豆和坚果摄入量共为 25～35g，其他豆制品摄入量需按蛋白质含量与大豆进行折算。坚果无论作为菜肴还是零食，都是食物多样化的良好选择，建议每周摄入 70g 左右（相当于每天 10g 左右）。

第五层烹调油和盐

油盐作为烹饪调料必不可少，但建议尽量少用。推荐成年人平均每天烹调油不超过 25～30g，食盐摄入量不超过 5g。按照 DRIS 的建议，1～3 岁人群膳食脂肪供能比应占膳食总能量 35%；4 岁以上人群占 20%～30%。在 1600～2400kcal 能量需要量水平下脂肪的摄入量为 36～80g。其他食物中也含有脂肪，在满足平衡膳食模式中其他食物建议量的前提下，烹调油需要限量。按照 25～30g 计算，烹调油提供 10% 左右的膳食能量。烹调油包括各种动植物油，植物油如花生油、大豆油、菜籽油、葵花籽油等，动物油如猪油、牛油、黄油等。烹调油也要多样化，应经常更换种类，以满足人体对各种脂肪酸的需要。

我国居民食盐用量普遍较高，盐与高血压关系密切，限制食盐摄入量是我国长期的行动目标。除了少用食盐外，也需要控制隐形高盐食品的摄入量。

酒和添加糖不是膳食组成的基本食物，烹饪使用和单独食用时也都应尽量避免。

4. 中国居民平衡膳食餐盘

中国居民平衡膳食餐盘是按照平衡膳食原则，描述了一个人一餐中膳食的食物组成和大致比例，餐盘更加直观，一餐膳食的食物组合搭配轮廓清晰明了（如图 3-2 所示）。

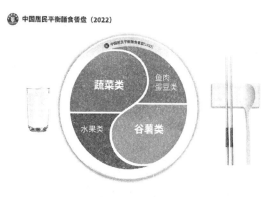

图 3-2 中国居民平衡膳食餐盘

餐盘分成四部分，分别是谷薯类、动物性食物和富含蛋白质的大豆及其制品、蔬菜和水果，餐盘旁的一杯牛奶提示其重要性。此餐盘适用于 2 岁以上人群，是一餐中食物基本构成的描述。

与膳食平衡宝塔相比，平衡膳食餐盘更加简明，给大家一个框架性认识，用传统文化中的基本符号，表达阴阳形态和万物演变过程中的最基本平衡，一方面更容易记忆和理解，另一方面也预示着人一生中天天饮食、错综交变、此消彼长、相辅相成的健康生成自然之理。两岁以上人群都可参照此结构计划膳食，即便是对素食者而言，也很容易将肉类替换为豆类，以获得充足的蛋白质。

第四章 与肥胖相关的营养素

一、蛋白质

蛋白质是细胞组分中含量最为丰富、功能最多的高分子物质，在生命活动过程中起着各种功能执行者的作用，从最简单到最复杂的生命，几乎没有一种生命活动能离开蛋白质。肌体中的每一个细胞和所有重要组成部分都有蛋白质参与，蛋白质占人体重量的16%~20%，即一个60kg重的成年人其体内约有蛋白质9.6~12kg。人体内蛋白质的种类很多，性质、功能各异，但都是由20多种氨基酸按不同比例组合而成，并在体内不断进行代谢与更新。食物中的蛋白质在胃肠道被消化为氨基酸吸收入血，随着血液循环运送到全身，参与体内各种重要的生理生化反应，对维持生命和健康发挥着重要的生理功能。

1. 生理功能

（1）构成和修复组织器官

蛋白质是构成肌体组织、器官的重要成分，人体各组织、器官无一不含有蛋白质。在人体的瘦组织中，如肌肉组织和心、肝、肾等器官均含有大量蛋白质；骨骼、牙齿乃至指趾都含有大量蛋白质；细胞中除水分外，蛋白质约占细胞内物质的80%。因此，构成肌体组织、器官的成分是蛋白质最重要的生理功能。身体的生长发育可视为蛋白质的不断积累过程。这对生长发育期的儿童来说尤为重要。皮肤和其他器官受伤，伤口愈合也需要蛋白质。

（2）构成体内生物活性物质

机体生命活动之所以能够有条不紊地进行，有赖于多种生理活性物质的调节。而蛋白质在体内是构成多种具有重要生理活性物质的成分，对维持肌体健康，调节生理功能发挥着重要的作用。

（3）供给能量

供给能量是蛋白质的次要功能。蛋白质在体内降解成氨基酸后，经脱氨基作用生成的α-酮酸，可以直接或间接经三羧酸循环氧化分解，同时释放能量，是人体能量来源之一。但是，蛋白质的这种功能可以由碳水化合物、脂肪所代替，只有当肌体能量供应

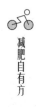

严重不足，特别是碳水化合物严重不足时，蛋白质才被代谢分解，释放能量，1g 蛋白质在体内产生约 4kcal（16.7kJ）的能量。当蛋白质摄入过多，肌体不能储存，多余的蛋白质会发生氧化分解产生能量。

（4）肽类的特殊生理功能

近年来，研究发现了一些直接从肠道吸收入血的活性肽具有特殊的生理功能。

①参与肌体的免疫调节；

②促进矿物质吸收；

③降血压；

④清除自由基。

2. 食物来源

蛋白质的食物来源可分为植物性蛋白和动物性蛋白两大类。

（1）植物性蛋白

植物蛋白质中，谷类含蛋白质 8% 左右，蛋白质含量不算高，但由于谷类食物是人们的主食，所以仍然是膳食蛋白的主要来源。日常食用的小麦约含蛋白质 12%，主要是谷蛋白和麦醇溶蛋白，赖氨酸含量较低；燕麦是谷类食物中蛋白质含量较高的一种，蛋白质含量为 15%~22%，氨基酸组成比较平衡；大米含蛋白质一般为 7%~10%，主要是谷蛋白，赖氨酸为限制氨基酸；鲜玉米含蛋白质 4% 左右，以玉米醇溶蛋白为主，不仅赖氨酸含量较低，色氨酸含量也低。

豆类含有丰富的蛋白质，特别是大豆含量高达 35%~40%，氨基酸组成也比较合理，在体内的利用率较高，是植物蛋白质中的优质来源。

（2）动物性蛋白

蛋类含蛋白质 11%~14%，是优质蛋白质的重要来源。卵黄部分的蛋白质组成：低密度蛋白 4%、卵黄蛋白 30%、卵黄高磷蛋白 12%、卵黄脂磷蛋白 36%、核黄素结合蛋白 0.4%。卵白部分主要是卵清蛋白 64%，还有卵黏蛋 17%、卵运铁蛋白 12%。卵白中还含有溶菌酶，卵黄素蛋白 0.8% 及抗生物素蛋白 0.5% 等，故未煮熟的鸡蛋可影响生物素的利用。上述蛋白质的氨基酸组成不尽相同，但总体上氨基酸组成比较平衡，是优质蛋白质之一，常作为参考蛋白质。

奶类（牛奶）一般含蛋白质 3%~3.5%，是幼年动物蛋白质的最佳来源。但对婴儿来说，因蛋白质构成不同，其营养价值不如母乳。每升牛乳含蛋白质 28.5~34.8g，其中酪蛋白 21.9~28.0g、乳清蛋白 6~10g、乳白蛋白 1.4~3.3g、乳球蛋白 1.3~3.8g。氨基酸组成均比较平衡，是人体优质蛋白质的重要来源，也常作为参考蛋白质。

肉类包括禽、畜和鱼的肌肉。新鲜肌肉含蛋白质 15%~22%，主要有三类蛋白质：

①肌浆蛋白，占肌蛋白总量的 30%~35%；②肌纤蛋白 52%~56%；③肌质蛋白 10%~15%。肌肉蛋白质营养价值优于植物蛋白质，是人体蛋白质的重要来源。

为改善膳食蛋白质质量，在膳食中应保证有一定数量的优质蛋白质。一般要求动物性蛋白质和大豆蛋白质应占膳食蛋白质总量的 30%~50%。此外，应充分发挥蛋白质互补作用，以及必要的氨基酸强化来改善膳食蛋白质质量。

3. 缺乏和过量危害

蛋白质是人体必需的宏量营养素，长期蛋白质摄入不足会使肌体处于负氮平衡状态，持续处于蛋白质分解大于合成的阶段，对于生长发育期的儿童青少年来说，会严重影响身体正常发育。当人体蛋白质丢失超过 20% 时，生命活动就会被迫停止。但是，蛋白质的摄入并非越多越好，尽管目前蛋白质没有可耐受最高摄入量，但是人们每日摄入的蛋白质以不超过推荐供给量的两倍为宜。

人们通过食物摄取蛋白质，蛋白质的缺乏往往会伴随能量的缺乏，导致蛋白质—能量营养不良（protein-energy malnutrition，PEM）。PEM 是一种因蛋白质和能量长期摄入不足所致的营养缺乏病。因食物缺乏引起的为原发性 PEM；因某些疾病造成食物摄入、消化或利用困难引起的为继发性 PEM。单纯的蛋白质缺乏或能量缺乏极为少见，多为二者同时缺乏，表现为混合型蛋白质—能量营养不良。

蛋白质摄入过量对骨骼与肌肉健康、肾功能和肾结石、心血管疾病等有重要影响。

二、脂肪

脂类是人体必需营养素之一，它与蛋白质、碳水化合物是人体的三大产能营养素，在供给人体能量方面起着重要作用；脂类也是构成人体细胞的重要成分，如细胞膜、神经髓鞘都必须有脂类参与构成；此外，能刺激平滑肌收缩并在细胞内起调节作用的前列腺素也是脂类的衍生物。

1. 生理功能

（1）构成人体成分，提供和储存能量

脂肪约占正常人体重的 10%~20%，是构成人体成分的重要物质。脂肪是人体重要的能量来源，合理膳食能量中的 20%~30% 由脂肪供给。每克脂肪体内氧化可产生 9kcal 的能量，是食物中能量密度最高的营养素。当人体摄入能量过多而不能及时被利用时，就转变为脂肪贮存于体内。肌体需要时，可把脂肪组织所贮存的脂肪动员出来，用于能量供应。如人体饥饿时，动用体脂产生能量以避免体内蛋白质的消耗。

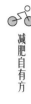

（2）促进脂溶性维生素吸收

脂肪是脂溶性维生素的良好载体，食物中脂溶性维生素常与脂肪并存，如动物肝脏脂肪含丰富的维生素 A，麦胚油富含维生素 E。脂肪可刺激胆汁分泌，协助脂溶性维生素吸收和利用。膳食缺乏脂肪或脂肪吸收障碍时，会引起体内脂溶性维生素不足或缺乏。

（3）维持体温、保护脏器

脂肪是热的不良导体，可阻止体热的散发，维持体温的恒定。脂肪作为填充衬垫，防止和缓冲因震动而造成的对脏器、组织、关节的损害，发挥对器官的保护作用。

（4）提供必需脂肪酸

必需脂肪酸亚油酸（n-6）和 α-亚麻酸（n-3）必须靠膳食脂肪提供，必需脂肪酸的衍生物具有多种生理功能，如 DHA（n-3）、ARA（n-6）是脑、神经组织及视网膜中含量最高脂肪酸，故对脑及视觉功能发育有着重要的作用。

2. 食物来源

人类膳食脂肪，主要来源于动物的脂肪组织和肉类，以及坚果和植物的种子。天然食物中含有多种脂肪酸，多以 TG 形式存在。动物性脂肪如牛油、奶油、猪油所含饱和脂肪酸的比例，高于植物性脂肪。大多数动物脂肪含约 40%～60% 的饱和脂肪酸，30%～50% 的单不饱和脂肪酸及少量的多不饱和脂肪酸；而植物油则含约 10%～20% 的饱和脂肪酸，80%～90% 的不饱和脂肪酸。

3. 缺乏和过量危害

人体脂肪若长期供给不足，会影响大脑的发育，发生营养不良、生长迟缓和各种脂溶性维生素缺乏症，特别是危及皮肤健康的维生素 A 缺乏症。同时脂肪长期摄入不足会导致必需脂肪酸缺乏，从而导致生长发育停滞、中枢神经系统功能异常、生殖功能丧失、眼及视网病变、肾衰竭和血小板功能异常。

肥胖是甘油三酯在脂肪组织内积累过多所致。引起肥胖的原因很多，最根本的原因是摄入的能量超过了消耗所需的能量，多余的能量即转化为脂肪储存于体内。虽然摄入能量过高不仅是由脂肪摄入量高引起，糖类食品摄入过量也会在体内转变为脂肪，但脂肪是高能营养素，其在肥胖中所起的作用不可忽视。肥胖是导致一些慢性病的重要危险因素。BMI 均值每相差 1 个单位，冠心病发病率相差 14/10 万，卒中发病率可相差 40.5/10 万；肥胖者糖尿病患病率比体重正常者高 3～5 倍。肥胖者糖耐量显著低于体重正常者，约达到 15.9%。所以，控制体重，减少肥胖，是预防慢性疾病的重要环节。

三、碳水化合物

碳水化合物是生命细胞结构的主要成分及主要供能物质，并且有调节细胞活动的重要功能。肌体中碳水化合物的存在形式主要有三种，即葡萄糖、糖原和含糖的复合物。碳水化合物的生理功能与其摄入食物的碳水化合物种类和在肌体内存在的形式有关。

1. 生理功能

（1）提供和储存能量

膳食碳水化合物是人类获取能量的最经济和最主要的。每克葡萄糖在体内氧化可以产生16.7kJ（4kcal）的能量。在我国维持人体健康所需要的能量中，55%～65%由碳水化合物提供。

（2）构成组织及重要生理功能的物质

碳水化合物是构成肌体组织的重要物质，并参与细胞的组成和多种活动。每个细胞都有碳水化合物，其含量约为2%～10%，主要以糖脂、糖蛋白和蛋白多糖的形式分布在细胞膜、细胞器膜、细胞质及细胞间基质中。

（3）节约蛋白质作用

肌体需要的能量，主要由碳水化合物提供，当膳食中碳水化合物供应不足时，肌体为了满足自身对葡萄糖的需要，则通过糖异生作用产生葡萄糖，供给能量；而当摄入足够量的碳水化合物时，则能预防体内或膳食蛋白质消耗，不需要动用蛋白质来供能，故称碳水化合物的节约蛋白质作用。

（4）抗生酮作用

脂肪在体内分解代谢，需要葡萄糖的协同作用。脂肪酸被分解所产生的乙酰基需要与草酰乙酸结合进入三羧酸循环，而最终被彻底氧化和分解产生能量。当膳食中碳水化合物供应不足时，草酰乙酸供应相应减少；而体内脂肪或食物脂肪被动员并加速分解为脂肪酸供应能量。这一代谢过程中，由于草酰乙酸不足，脂肪酸不能彻底氧化而产生过多的酮体，酮体不能及时被氧化而在体内蓄积，以致产生酮血症和酮尿症。膳食中充足的碳水化合物可以防止上述现象的发生，因此称为碳水化合物的抗生酮作用。

（5）解毒作用

经糖醛酸途径生成的葡萄糖醛酸，是体内一种重要的结合解毒剂，在肝脏中能与许多有害物质如细菌毒素、酒精、砷等结合，以消除或减轻这些物质的毒性或生物活性，从而起到解毒作用。

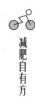

（6）增强肠道功能

非淀粉多糖类如纤维素和果胶、抗性淀粉、功能性低聚糖等抗消化的碳水化合物，虽不能在小肠消化吸收，但刺激肠道蠕动，增加结肠的发酵，发酵产生的短链脂肪酸有助于正常消化和增加排便量。

2. 食物来源

碳水化合物主要来自粮谷类和薯类。谷类一般含碳水化合物 $60\% \sim 80\%$，薯类含量为 $15\% \sim 29\%$，豆类为 $40\% \sim 60\%$。单糖和双糖的来源主要是蔗糖、糖果、甜食、糕点、甜味水果、含糖饮料和蜂蜜等。

3. 缺乏和过量危害

人体碳水化合物缺乏，大都发生在饥饿、禁食或某些病理状态下。当细胞中的碳水化合物储备（如糖原）耗竭时，为了维持血糖浓度的稳定和满足脑部的供能，体内的糖异生反应得到激活，脂肪动员加强，大量的脂肪酸经过 β-氧化提供能量的同时产生酮体，导致酮症酸中毒。

碳水化合物的摄入量对血脂、低密度脂蛋白胆固醇浓度有明显影响。过量的碳水化合物摄入可引起肌体碳水化合物氧化率增加。长期摄入高碳水化合物可对糖尿病发生和发展产生不利影响。有干预实验的数据表明，增加碳水化合物的摄入量（$30\%E \sim 70\%E$）代替代脂肪（$50\%E \sim 18\%E$，但饱和脂肪保持$<10\%$）时，能引起血浆高密度脂蛋白胆固醇下降和血浆甘油三酯水平升高。2009 年 Kodama 等的 19 个干预研究 Meta 分析，也证明高碳水化合物（$55\%E \sim 73\%E$）和低脂（$10\%E \sim 22\%E$）膳食，可提高血脂含量 13%，增加心血管疾患发生的危险。

四、膳食纤维

膳食纤维是植物的一部分并不被人体消化的一大类碳水化合物。按溶解性可分为可溶性膳食纤维和不可溶性膳食纤维。

1. 生理功能

研究资料已证明膳食纤维与一些慢性非传染性疾病的预防或治疗有关。

（1）维护肠道健康的作用

①预防便秘：摄入膳食纤维可预防和缓解便秘症状与功能紊乱，膳食纤维的持水性可增加粪便体积，其发酵性可通过增加菌群数量而增加粪便重量，刺激粪便。发酵产生的短链脂肪酸可降低肠道 pH 值，随着产生的气体如 CO_2 和 H_2 的作用，进一步促进生理蠕动。

②促进益生菌生长：一些可发酵的膳食纤维如抗性低聚糖、抗性淀粉、抗性糊精等，是结肠微生物的底物，显示出其"益生元"的特性。它们可改善结肠内微生物菌群的构成，刺激有益肠道菌群生长，如双歧杆菌和乳酸杆菌，有利于产生丁酸，改变短链脂肪酸的比例。益生元常指能有选择性地刺激益生菌群生长，抑制有害菌群活性或生长，从而促进宿主健康的膳食纤维。

③肠道屏障功能和免疫性：膳食纤维通过促进肠道益生菌的生长，发展和维持肠道免疫功能。发酵产生的短链脂肪酸尤其是丁酸，具有抑制促炎性细胞因子活性的作用，刺激淋巴细胞活化和抑制细胞增殖，调节宿主免疫应答；丁酸盐的异常应答会扰乱肠道免疫系统和寄生菌群的动态平衡，导致上皮功能紊乱和发生炎症。其他作用机制包括降低细菌酶活性，降低苯酚和肽降解产物的水平，形成抗氧化剂等。

（2）血糖调节和Ⅱ型糖尿病预防

大多数膳食纤维都具有低的血糖生成指数，有些研究显示谷类膳食纤维摄入与Ⅱ型糖尿病风险成负相关。美国医学研究所及荷兰健康委员会认为，提高膳食纤维或提高富含膳食纤维食物的摄入量，能减少Ⅱ型糖尿病的发生风险。膳食纤维具有良好的黏性和吸附性，可延缓和减少葡萄糖的吸收和利用，减慢血糖水平和胰岛素的反应。此外，高膳食纤维对糖尿病患者的另一有益作用是可以降低患者的体重和维持适宜的体重。

（3）饱腹感和体重调节作用

观察性和前瞻性研究一致认为膳食纤维可增加饱腹感，而且低血糖指数（GI）食物比高 GI 食物更能提供饱腹感，在能量平衡和体重控制上有较好的作用。研究显示，膳食纤维摄入与体质指数、体脂百分比和体重成负相关。膳食纤维调节体重的作用可能与以下机制有关：增加唾液量、增加咀嚼、减少能量摄入、增加胃内的填充物、延缓胃内容物的排空、使葡萄糖的吸收趋于平缓、减少胰岛素的分泌、增加饱腹感、增加由粪便排出的能量等。富含膳食纤维的食物多为体积大且能量密度低。一些水溶性膳食纤维如果胶、β-葡聚糖、瓜尔胶和一些抗性淀粉能结合几倍于本身重量的水分，形成黏性溶液，可延缓胃排空，增加饱腹感；膳食纤维能吸附脂肪酸、胆固醇、胆汁酸，影响营养物质的消化吸收，减少能量摄入；不溶性膳食纤维还能增加粪便体积，促进肠道蠕动，缩短营养物质与肠上皮细胞接触时间，导致吸收减少，增加由粪便排出的能量。

（4）预防脂质代谢

膳食纤维调节脂质代谢的原因：①降低胆固醇吸收，膳食纤维可以降低膳食中胆固醇的吸收，如果胶和燕麦麸能使胆酸库中的脱氧胆酸增加，而脱氧胆酸能使食物中的胆固醇吸收减少；②增加胆酸的合成，大约 40%~50% 的胆固醇排出是靠胆酸的合成，实验显示，车前子和燕麦麸能刺激胆酸合成，从而改变胆酸库的组成成分。

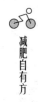

（5）影响矿物质的吸收

部分膳食纤维的结肠发酵可增加矿物质的吸收，例如可溶性纤维对钙、镁和铁吸收有促进作用。

（6）预防某些癌症作用

近年来的流行病学研究进一步证明了膳食纤维的摄入量与肠癌的发病危险性呈负相关。膳食纤维预防肠癌的可能机制：①增加粪便量，缩短了粪便在大肠内存留的时间，稀释了致癌物；②吸附胆酸或其他致癌物；③细菌使膳食纤维分解产生短链脂肪酸，降低了粪便 pH 值，抑制致癌物的生成，影响与结肠癌有关的细胞分化及凋亡；④改变了大肠中的菌相；⑤增加了肠腔内的抗氧化剂。

2. 食物来源

食物中的膳食纤维来自植物性食物如水果、蔬菜、豆类、坚果和各种的谷类。由于蔬菜和水果中的水分含量较高；所含纤维的量就相对较少，因此，膳食纤维的主要来源是谷物。全谷粒和麦麸等富含膳食纤维，而精加工的谷类食品则含量较少。

食物中含量最多的是不可溶性膳食纤维，它包括纤维素、木质素和一些半纤维素。谷物的麸皮，全谷粒和干豆类，干的蔬菜和坚果也是不可溶性膳食纤维的良好来源。可溶性膳食纤维富含于燕麦、大麦、水果和一些豆类中。

3. 缺乏和过量危害

膳食纤维过多或过少都会对肌体产生明显的不良影响。膳食纤维摄入量过少，容易引起便秘和胃肠道功能紊乱；当摄入量过多时，容易产生肠胃充盈和不舒服感觉。

第五章　减肥方法

一、代餐减肥

部分代餐膳食是一种科学有效的减肥方法。它能够有效减低体重、挥发性脂肪酸及体脂百分比，同时能够改善超重及肥胖患者的糖脂代谢。另外，部分代餐膳食也是一种方便、易于被超重及肥胖患者接受的减肥膳食。

不管是代餐粉，还是代餐奶昔、代餐饼干等，一般都具有高纤维、低热量、易有持续饱腹感的特性，持续时间至少应在 3 个小时。因此，利用代餐可以更严格正确地控制食量和热量，进而达到减肥的目的。临床上，对于想要较快减轻体重者，三餐中都用代餐粉取代。一般体重者可代用早晚餐，非常合适，代餐减肥本质就是制造热量赤字。

二、节食减肥

节食减肥主要是通过摄入热能减少，消耗也减少，使之平衡，就不会有大量能量转化为脂肪囤积在体内，从而达到减肥的效果。一般情况下我们根据饮食能量的高低，可以分为零能量饮食、极低能量饮食、低能量饮食。要科学节食，不同的人需要选择不同的饮食水平。

1. 零能量饮食

又称作饥饿疗法、禁食疗法，疗程一般为 10~14 天。这种方式类似于道家的辟谷，节食者在治疗时间里不吃任何含有能量的食物，肌体能量的摄入几乎等于零。

2. 极低能量饮食

极低能量饮食相对于零能量饮食来讲，显得人性化一些，可以进食，但是能量被严格限制，定餐定量。极低能量饮食疗法必须在有限的能量供应条件下，保证肌体所需各种营养素的供给，所以需要依靠特殊的饮食配方才能达到这一目的。食物中要求必须含有高生物价值（优质）蛋白质，其目的是使患者体重迅速下降，凭借着食物中供给的优质蛋白质来尽量保护肌体内的其他组织成分少受影响，最大限度地减少减肥所带来的负氮平衡对身体所造成的损害。

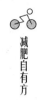

3. 低能量饮食

低能量饮食是相对于正常饮食水平来讲的，也是我们日常生活中常用的节食减肥方式。此方法一般主要选择蔬菜类、豆制品及瓜茄类，适量蛋类，少量粮食，鱼类可与蛋类交替食用。这是一种从理论上比较符合人体生理需要的减肥方法。

三、低碳生酮饮食减肥

高脂肪（近乎占全餐的 80%）、合理的蛋白质和其他营养素、低碳水化合物（占全餐的 20% 左右）的营养分布，是生酮饮食的基本概念。生酮饮食是近几年最热门的一种饮食方案，也被称为"断糖饮食"。

断糖饮食这个名字其实有点夸张，因为我们日常吃的主食、蔬菜、水果，甚至肉、蛋、奶当中，都有碳水化合物。只要吃这些，就做不到断糖。所以，这种饮食方案在医学上有一个更客观的名字——"极低碳水饮食"。

也就是说，在每天摄入的营养素里，碳水化合物的比例要非常低，低到多少呢？低到 10%~15%，甚至低于 10%。这意味着主食一点都不能碰，甚至连青菜、水果几乎都不能吃。看看生酮饮食的菜单你就知道了：一日三餐大鱼大肉，搭配椰子油、黄油、坚果、鸡蛋、全脂奶酪、全脂奶油等。10% 以下是碳水化合物，蛋白质大约占 20%，其余超过 70% 都是脂肪。

在这种状态下，身体极度缺糖，只好动员脂肪供给能量。但是，身体又不能直接利用脂肪，就需要把脂肪转化一下，先分解成各种酮体，再让这些酮体为我们供能。所以，这种饮食也叫"生酮饮食"。

四、低脂饮食减肥

传统低脂饮食要求以高碳水化合物为主，减少高热量的脂肪摄入，从而减少总能量摄入，达到能量负平衡；低脂饮食是我国最常见的饮食减肥方法，相比其他饮食减肥方法，更符合大众的饮食习惯，这与我国自古以米、面等高碳水化合物为主食的传统密不可分。

在通过饮食摄入的所有营养素中，医学家最先想控制的就是脂肪。"低脂饮食"要求将脂肪提供的能量降到总能量摄入的 30% 以下。当然，能量缺口还是硬道理，只是在打造缺口时，减掉的要尽量是脂肪。只有 30% 的能量来自脂肪是什么感觉呢？大概就是我们平常说的吃素。对于一个身高 165 厘米、体重 60 千克的人来说，一天顶多就是一个鸡蛋、一杯牛奶和不到一两的肥肉，不能再有其他荤腥了。

五、高蛋白饮食减肥

高蛋白饮食即减少脂肪和碳水化合物，提高饮食中的蛋白质含量。高蛋白食物不易消化、饱腹感强且食物热效应高。在不控制热量摄入的条件下，高蛋白饮食人群比正常饮食人群摄入更少的热量，达到一定的减肥效果；在控制能量摄入条件下，高蛋白饮食人群每千克体重摄入 1.4~1.6g 蛋白质，比传统的高碳低脂饮食能更有效地减缓瘦体重的丢失，防止基础代谢的降低，相比于传统饮食消耗额外的热量，减去相对更多的脂肪。

六、轻断食

轻断食也称"5/2 断食法"，是由英国医学博士麦克尔·莫斯利发起的一种新的减肥方法，它不仅对断食的频率、断食的时间有要求，还对断食当天的能量摄入有严格的规定。只有严格按照这套规定来，才算真正的轻断食。

第一步，规定轻断食的频率。经典的轻断食方案即每周中不连续的 2 天轻断食，其余 5 天自由饮食，不控制。

第二步，规定什么时间吃。

轻断食这一天，所有的食物要在 6~8 个小时之内吃完。只有这样，才能保证我们的细胞充分感受到饥饿，启动修复和新生的程序。至于这 8 个小时，是从早上 8 点到下午 4 点，还是从中午 11 点到晚上 7 点，可以自由选择。

第三步，规定吃什么。在轻断食这一天，不是说除了水之外什么都不能吃喝，而是说，你需要把摄入的能量控制在一个很低的范围内，一般是女生每天只摄取 500 千卡左右的食物，男生每天摄取 600 千卡左右能量的食物，摄入一定的能量，不仅能帮助人体修复损伤的细胞，还能让你在第二天控制住暴饮暴食的冲动。

首先，选择 GI 低的食物。这样血糖升得会比较慢，可以饿得慢一点。其次，保证每千克体重 1 克以上的蛋白质摄入。蛋白质充足，人体免疫系统才能正常工作，人才不容易生病。可以选择低脂牛奶、鸡蛋、瘦肉等食物作为蛋白质的来源。最后，保证维生素和纤维素的补充。可以把各种颜色的蔬菜、水果拼在一起吃，像苹果、蓝莓、猕猴桃这些能量低的水果都不错。更简单的，可以考虑来一片复合维生素。如果实在嫌搭配500~700 大卡的食物太麻烦，也可以直接选择代餐。

七、酵素减肥法

酵素又称植物综合活性酶。通过成熟水果蔬菜发酵产生，对人体具有保健作用。酵

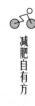

素就是"酶"的俗称。酵素产品起源于日本，始于 20 世纪，迄今已长达 80 多年的历史，风靡于中国台湾地区。酶是生物体产生的具有生物活性的大分子，主要由蛋白质或核酸构成，具有生物催化功能，食之有益健康。在日本将酶称为"酵素"，译成中文是"植物之酶的提取物"或"植物酶提取之精华"，含有丰富的酶、维生素、微量元素、氨基酸、脂类和多酚等营养物质，可消除人体中有害健康的活性氧，具有润肠通便，排出体内毒素，达到减肥瘦身的效果。

八、益生菌减肥法

益生菌能调理肠道，促进新陈代谢，改善便秘问题，不会对人体有副作用。三餐可以照常吃，长期服用会达到减肥瘦身的效果。减肥益生菌的摄入，调整了肠道菌群环境、降低食欲，开始使饮食习惯逐渐规律，并逐渐减少饭量，关闭了脂肪合成的开关，减少脂肪的合成，从而达到瘦身的效果。

九、运动减肥

1. 坚持力量训练

力量训练主要通过身体姿势、运动技能和专项技术动作训练身体肌肉组织，可以迅速燃烧脂肪。而且，一定量的力量训练会让身体达到一个新陈代谢的高峰，人体内循环高速运行，持续两小时，并能有效提高人体静止时的代谢速度，消耗更多的热量。对于一般人来说，进行力量训练可以只完成最简单的动作，比如下蹲起、高抬腿、蛙跳、俯卧撑、引体向上或是踩登山机等，既不需要投入太多时间，效果也非常好。

2. 保证充足锻炼时间

运动锻炼无疑是有利于新陈代谢的，尤其是带有一定强度的训练，可以刺激代谢机能，促进内循环。有研究表明，在工作休息期间进行足够时间和强度的有氧运动，相比常规时间能够燃烧更多的脂肪。也就是要求人体在日常保证有规律的、持续的锻炼外，还应充分利用一切机会进行锻炼，使人体多余的脂肪能够得到更多的消耗机会。

3. 保证充足的睡眠

科学表明，在睡眠中，大脑皮质的神经细胞处于保护性抑制状态，得到精力和血氧的补充，消除疲劳。而睡眠不足会刺激人体释放更多的肾上腺皮质激素，造成腹部脂肪堆积，还会导致荷尔蒙分泌紊乱，降低身体新陈代谢速度。因此，充足的睡眠对于保持身材十分重要，入睡前 3 个小时避免剧烈运动，保证睡眠时间和睡眠质量，促进新陈代谢。

十、燃脂减肥

众所周知，脂肪合成增加是导致肥胖的物质基础。传统认为，人体的肥胖是由于营养过剩产生的。营养学家的新近研究和实验证实，人体的肥胖并不是单一的营养积累，在某种程度上与饮食中缺乏使脂肪转变为能量的营养素有关，只有当人体中的能量得以释放时，脂肪才能随之减少。脂肪在体内转化为能量的过程中，需要有多种营养素的参与。在日常生活膳食结构中，如果缺乏这些营养素，体内的脂肪就不会转化为能量，结果蓄积在体内而形成肥胖。因此，要想从根本上解决肥胖问题，就应从其根源入手。配以多种能燃烧脂肪及对减肥有益的天然食物精华成分，补充人体必需的多种营养成分，增强人体自身燃烧、转化多余脂肪的能力，来达到减肥的目的。以补减肥，可增强体力、增加食欲、改善胃肠道功能。

十一、针灸减肥

针灸减肥号称无须节食，因为针灸就是抑制食欲，让你根本不想吃东西，而不是像以前那样痛苦地强迫自己不吃或者少吃。也无须运动，因为针灸会调整人的代谢和内分泌，通过提高基础代谢增加热量消耗，动员脂肪分解；若说严格按照饮食要求和疗程来做，普通人一周就能减掉 2.5 ~3.5 千克。只是针灸期间要清淡饮食，戒除油腻辛辣。

十二、药物减肥

药物减肥，即通过使用具有减肥作用的药物来减少人体过度的脂肪、体重。

1. 抑制食欲类减肥药

当食欲比较旺盛，控制饮食不宜耐受时，使用一些抑制食欲的药物。其原理主要是通过兴奋下丘脑饱觉中枢，控制食欲中区，再通过神经的作用抑制食欲，使肥胖者容易接受饮食量控制。

2. 增加排出量的药物

此类药物是通过利尿、排便使减肥者既减轻体重，又抑制口渴，从而达到减肥目的。

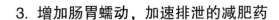

3. 增加肠胃蠕动，加速排泄的减肥药

此类药物是以增加肠胃的蠕动，加速所进饮食的排泄，减少食物在肠胃中的停留时间，使食物在未能被吸收转化为脂肪之前，就已被排出体外，而达到减肥的目的。

4. 增加热量消耗的减肥药

此类药物能使人体内的热能散失，促进体内的分解代谢，抑制合成代谢，从而降低肥胖者的体重，以达到减肥的目的。每天饭后还可以饮用一杯，可以辅助排毒减肥。

第六章　减肥的误区

减肥误区一：减肥不能吃肉

减肥不能吃肉这种说法，在相当多人的认识中可以说是根深蒂固的。很多人都说，减肥绝对不能吃肉，吃肉还想减肥吗？实际上，减肥能不能成功，跟吃不吃肉没有必然的联系。吃肉不吃肉根本不能决定减肥的成效。从热量上来看，肉类的热量并不算高。根据《中国食物成分表2004》的数据，常见的禽畜肉类平均热量只有206千卡/百克，而常见的谷薯杂豆类食品平均热量是313千卡/百克。禽畜肉类的热量比粮谷物低得多。再看鱼虾类肉，平均热量只有121千卡/百克，热量更低。所以，肉类的热量并不算高，比很多常见食物的热量都低。

当然，这也要看什么肉，纯瘦肉和肥肉热量相差能达到七八倍之多。纯瘦肉就是我们说的肌肉。肌肉的成分主要是蛋白质和水，而且含水率非常高，常常能达到70%以上，所以热量其实很低。

但肥肉主要成分是脂肪，脂肪的热量本身就是蛋白质的2倍多。而且脂肪的含水率还很低，一般只有10%左右，所以肥肉的热量是瘦肉的好几倍。这就是说，我们在减肥期间，完全可以吃肉，也应该吃肉，只要吃低热量的肉类就可以了。比如纯瘦牛肉、鸡胸肉、兔肉、羊里脊肉和大多数鱼虾蟹贝类肉，脂肪含量都很低（见表6-1）。减肥期间，应该选择这类肉来吃。减肥吃肉，好处是可以获得优质的蛋白质，蛋白质对减肥来说好处很多，我们在之前的高蛋白饮食减肥里面讲过。

表6-1　常见低脂肪肉类的脂肪含量（克/百克）

肉类	脂肪含量	肉类	脂肪含量	肉类	脂肪含量
牛肚	1.6	羊里脊	1.6	火鸡胸脯肉	0.2
兔肉	2.2	罗非鱼	1.0	中国对虾	0.5
乌鸡	2.3	老板鱼	0.5	龙虾	1.1
鸭胗	1.4	沙丁鱼	1.1	蟹肉	1.2
黄鳝	1.4	比目鱼	2.3	扇贝	0.6
泥鳅	2.0	麦穗鱼	0.6	蛤蜊（均）	1.1
鳕鱼	0.5	瘦牛肉	2.6	鸡胸肉	1.9

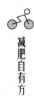

减肥误区二：阿斯巴甜（零度可乐）更会让人变胖

零度可乐是"零热量"，从饮食热量的角度说不会致胖。零度可乐之所以没有热量，是因为里面的甜味来自一种甜味剂，叫阿斯巴甜。

阿斯巴甜也有热量，每克 17 千焦（注意是千焦），其实跟蛋白质和糖类是一样的。但阿斯巴甜的相对热量非常低，因为阿斯巴甜甜度很高，是蔗糖的 200 倍，所以想要达到蔗糖的甜度，只需使用蔗糖 1/200 的量。这样，相对热量就可以忽略不计了。零度可乐可以近似地认为是没有热量的。

但网上说阿斯巴甜会导致胰岛素水平显著升高，虽然没有热量，但也会让人发胖，而且对健康是有百害无一利的。阿斯巴甜会导致胰岛素升高吗？当然不会。胰岛素主要受到血糖水平的调控，并不是受味觉的调控。我们觉得甜，但对胰岛素分泌并没有刺激作用。比如果糖甜度很高，高于葡萄糖，但对胰岛素水平的影响比葡萄糖小得多。

那阿斯巴甜对健康有没有害处呢？关于阿斯巴甜的副作用，主要是从这么几个方面来考虑的：急性毒性、遗传毒性、生殖发育毒性、神经毒性、致癌性。其中，神经毒性和致癌性是关注热点。

因为阿斯巴甜主要是由天门冬氨酸和苯丙氨酸合成的，而苯丙氨酸浓度过高，对大脑是有一定负面影响的，天门冬氨酸也会进一步对大脑产生刺激。另外，阿斯巴甜在小肠内分解，会产生微量的甲醇，大家都知道这是有毒的。

阿斯巴甜从 20 世纪 80 年代开始使用，已经有 100 多个国家批准。那时候就其安全性还曾有过争议。美国和加拿大对阿斯巴甜的摄入量是有限制的，1981 年美国的限制摄入量是每千克体重 50 毫克，加拿大是每千克体重 40 毫克。

阿斯巴甜饮料里含有多少阿斯巴甜，如果有标注大家可以算一下。但一般来说，因为阿斯巴甜甜度极高，所以添加量很小。比如，按通常剂量来看，成年人喝 10 罐阿斯巴甜饮料一般也不会导致阿斯巴甜超量。

近几年也有动物实验和流行病学研究认为，大剂量摄入阿斯巴甜可能会诱发神经中毒症状和脑瘤，但实验使用的剂量非常大，平时我们根本不可能接触到这么大剂量的阿斯巴甜。

比如，2006 年有一项动物研究，给大鼠 100 毫克/千克的阿斯巴甜，发现有可能导致多器官肿瘤。后来，欧洲食品安全局对阿斯巴甜的致癌性进行了评估，认为该研究的实验设计和结论评估有漏洞。2007 年 FDA 也发表声明，认为该实验研究存在漏洞，阿斯巴甜的致癌性不具备说服力。

我国 1985 年批准阿斯巴甜作为食品添加剂使用。1995 年又对阿斯巴甜的安全性进行了评估，也肯定了其安全性。

从目前的研究来看，没有什么明确的证据证明适宜剂量的阿斯巴甜有明显的毒副作用。但我们注意到，含阿斯巴甜食品的标签上一般都标有"阿斯巴甜（含苯丙氨酸）"，这主要是提示，患有苯丙氨酸酮症（无法代谢苯丙氨酸）的人不能食用。

减肥误区三：不吃早餐就能减肥

不吃早餐能不能减肥？不好说，反倒是有很多研究认为不吃早餐不但不能减肥，还容易引起肥胖。但关于这个问题的研究很多，必须综合分析。

总的来说，大多数研究仍然认为不吃早餐容易使人发胖。比如有一项研究系统评价了 58 项研究，认为跟规律吃早餐的人相比，不吃早餐容易使人肥胖。还有一项分析涵盖了 93108 人，其中超重和肥胖人数为 19270 人，分析结果显示，不吃早餐可能导致体重增加。

不吃早餐容易胖，一般认为可能是早餐让我们的身体在一天之中较早地得到了饱腹感，这样有利于对之后两餐的食欲控制。如果不吃早餐，跟食欲相关的激素会产生变化，导致之后两餐中补偿性进食，可能让人吃得更多，或选择热量密度更高的食物。

所以，建议减肥的话还是应该一日三餐，甚至一日五餐。老老实实吃早餐，并且吃健康的、适量的早餐，同时控制好一日的热量总摄入就可以了。想要减肥的人，尽量不要选择不吃早餐的方式，可能不利于减肥，对身体也可能有不利的影响。

那不吃早餐对身体健康有哪些不利的影响呢？

传统认为不吃早餐对健康不利，但仍然缺乏明确的依据。从流行病学研究的结论来看，不吃早餐似乎是不利的。比如美国医务工作者健康追踪调查从 1996 年开始对 29206 名非糖尿病男性进行了 16 年的随访研究，结果提示，不吃早餐可使男性 II 型糖尿病风险增加 21%。注意这是在调整了体重和其他糖尿病风险之后的结论。

美国护士健康研究也发现，调整了其他发病风险之后，相比于规律吃早餐的女性，不吃早餐的女性 II 型糖尿病发病风险也是更高。

另外，有一项实验研究，被试隔一天吃一次早餐，发现在不吃早餐的日子里，被试的胰岛素水平上升了 28%，血糖水平提高了 12%。

心血管健康方面，澳大利亚 CDAH 研究从 1985 年开始，调查 2184 名澳大利亚儿童，随访至 2004—2006 年。在调整了性别、年龄、社会人口及生活方式因素之后，发现在儿童期和成人期都不吃早餐的人，腰围更粗，总胆固醇及低密度脂蛋白胆固醇水平更高，空腹胰岛素水平更高。研究提示，不吃早餐不利于心血管健康。还有一些针对在校学生的研究，也发现不吃早餐会增加心血管疾病发病风险。

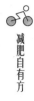

血糖是大脑的能量来源，不吃早餐，上午血糖水平可能持续较低，这对记忆力、注意力、情绪、思维能力都会有不利影响。有一些观察性研究也证实了这种观点。当然，在这个问题上仍然有一些争议。甚至有些研究认为隔天吃早餐具有神经保护作用，有利于提高认知能力。

其实，因为早餐的组成很复杂，高糖早餐和高脂肪早餐对认知能力的影响可能就完全不同。另外，不吃早餐，跟吃一顿很不健康的垃圾食品早餐相比，哪个更有害健康，也不好轻易下结论。所以这些问题，可能都要具体分析。

减肥误区四："健康油"吃了不会胖

饱和脂肪、反式脂肪一般来说都算"坏脂肪"。不饱和脂肪，往往被叫作"好脂肪"。有人认为，既然是"好脂肪"，那就从头到脚统统好，没有坏的地方，也不会让人发胖。

这是不对的。就热量而言，好脂肪、坏脂肪都一样。再好的脂肪，也是脂肪，照样容易使人发胖。所以大家千万不要以为亚麻籽油、橄榄油就可以随便"喝"，海洋鱼类可以随便吃，实际上远不是那么回事。

还比如牛油果，很多人觉得牛油果健康，里面的脂肪也是健康脂肪可以随便吃。实际上牛油果热量很高，脂肪含量最少的牛油果，热量也是苹果的 3 倍以上，这东西吃多了，很容易让人发胖。所以，牛油果再好也要适量。不能因为这东西好像很健康，就可以无节制地吃。

顺便说一下橄榄油该怎么吃。很多人说橄榄油不能炒菜，只能生吃，这不对。

我们平时炒菜，喜欢用植物油、豆油、花生油之类。橄榄油跟这些油相比，更适合炒菜和油炸。植物油为什么怕加热？主要是因为大多数常用植物油里面，多不饱和脂肪酸的比例都很大。多不饱和脂肪酸加热更容易氧化，所以适合冷吃。橄榄油以单不饱和脂肪酸和少量饱和脂肪酸为主，相对来说更稳定，更适合加热。

有人说橄榄油用来加热会破坏里面的维生素 E。实际上，橄榄油里面维生素 E 含量并不高，在植物油里面算比较低的。所以，这自然不能成为橄榄油不能被加热的理由。如果考虑维生素 E 的有效补充，最好的植物油是葵花籽油、麦胚油、红花油等。

减肥误区五：吃盐会致胖

很多人说减肥就要低油低盐，低油是对的，但低盐有没有必要还不好说。

虽然少放盐可以让食物的口味变得更清淡，有利于少吃一些食物，但是这对于肥胖有没有改善作用目前还不好说。不管怎么样，也绝不是说少吃盐人就一定会瘦，多吃盐人就一定会胖。

少吃盐减肥，可能是从健美运动员比赛饮食中流传出来的。健美运动员赛前要减脂，一般要有一个少盐甚至不吃盐的阶段。但健美运动员这么做，主要是通过节盐来限制钠的摄入量，进而减少皮下水分，让肌肉线条更漂亮，并不是用节盐来减少肥肉的。

另外，盐摄入很少，身体水分潴留会减少，人失去一部分水分，体重肯定会降低。但这是体重降低，而不是减肥。另外，我们不可能永远吃很少的盐或者不吃盐，正常吃盐之后，体重又会反弹回来。

说到吃盐，顺便说一下该不该吃碘盐的问题。

过去世界卫生组织在《关于碘盐、碘油安全性的声明》里说，在高碘环境中正常人不发生高碘甲肿，只有一些过敏个体才可能发生高碘甲肿。这好像是说碘盐基本安全，但就我国的数据来看，高碘地区甲状腺肿大率确实不低，所以很多学者认为吃不吃碘盐，确实也应该区别对待。

减肥误区六：运动必须达到燃脂心率才能减肥

网上有种说法叫"燃脂心率"。就是指运动时心率要达到一个区间，即心脏跳得足够快，才能有效燃烧脂肪。这种说法本身没错，因为中高强度运动比低强度运动，减肥的效率确实要更高一些。这里注意，用的词是减肥的"效率"更高。也就是说，单位时间内，减肥的效果更好。这个道理很简单，都是跑 20 分钟，一个慢跑一个快跑，快跑运动强度更大，心率更高，消耗热量更多，同样的时间，减肥效果一般也更好。

但现在很多人，错误地理解了"燃脂心率"。他们认为，不是达到了燃脂心率，减肥效率就更高；而是只有达到了燃脂心率，才能够开始减肥。如果不达到燃脂心率，运动时心跳不够快，干脆就不消耗脂肪，不能减肥。或者说，有些人运动能力不足，运动时怎么也达不到燃脂心率，认为运动也白运动，干脆就放弃运动。这就大错特错了。

之所以有人错误地理解了"燃脂心率"，是因为很多人可能有一种错误的观点，认为只有剧烈运动，运动时觉得累，才能消耗脂肪；不剧烈运动，慢慢走路或者慢慢跑，不觉得累的话，脂肪根本不消耗。这种认识是完全错误的。

人在不运动的时候，哪怕我们躺着睡觉，也是在不停消耗脂肪的。因为就算我们不运动，身体也在无时无刻消耗热量来维持体温和正常的生理心理活动。这些热量消耗其中有相当大的比例，就是靠身体脂肪来提供的。所以，就算我们躺着，身体也在消耗脂肪，更不要说我们活动起来，运动起来。低强度运动，快步走，甚至散步，虽然心率不高，但只要运动时间足够长，也都能够减肥。只不过，低强度运动能量消耗有限，单位

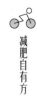

时间内脂肪消耗的总量不如中高强度运动罢了。

减肥误区七：运动必须出汗才能减肥

好多人会觉得，运动减肥，出汗越多效果越好。不出汗，是不是就代表没燃烧脂肪呢？实际上，运动减脂的效果，跟出汗多少没有绝对必然的联系。在某些特定的情况下，出汗越多，减肥效果可能越好。什么特定情况呢？同一个人，同样的环境、温度、湿度，穿同样的衣服，做同样的运动，这时，出汗越多，一般代表运动强度越大，减肥效果可能就越好。

但大多数情况下，出没出汗，出汗多少，并不能反映减肥的效果。因为人出汗，是为了散热，调节体温。运动会让我们身体温度升高，升高到一定程度，大脑的下丘脑就会产生一个信号，让汗腺开始排汗，来给身体降温。所以说，运动时出不出汗，出多少汗，主要看身体的温度。身体的温度，又跟环境温度、环境湿度和我们穿多少衣服有很大关系。

同一个速度跑步，都是跑 20 分钟，冬天跑跟夏天跑，出汗的量就不一样。穿 T 恤跑跟穿毛衣跑，出汗的量也不一样。但是运动还是那么多运动，消耗得还是那么多热量，该减多少还是减多少。

分泌汗液，虽然也能消耗一点热量，但是这种热量的消耗太少，可以忽略不计。另外，人出汗多少，还跟个体差异有很大关系。有些人特别爱出汗，稍微一活动就一身汗，有些人就不那么爱出汗。所以，大家运动时不要太在意出不出汗，或者出多少汗的问题，更没有必要给身上裹上保鲜膜，或者穿什么排汗服。

有些人说，我穿了排汗服，出汗多了，运动完一称体重，就明显轻了啊。这是因为，出汗等于排出了你身体里的水分，水分也有分量，体重当然会减轻。回头吃饭喝水之后，水分补回来了，体重也就回去了。

还有些人还说，出汗多，一照镜子，人看着真瘦了。这是因为出汗的时候排出了大量的钠，造成了细胞内液和细胞外液渗透压不平衡，我们皮下的水分就少了，看起来人瘦了。吃一顿饭，补充了钠，细胞外液浓度恢复了，水分就又回去了。这种暂时的水分减少，并不是减肥。

减肥误区八：脂肪分为软脂肪和硬脂肪

这个减肥误区非常可笑，但是还真有不少人信。这种说法是说脂肪分两种，一种叫软脂肪，软软的，而有些女孩小腿很粗，一摸是硬硬的，那叫"硬脂肪"。硬脂肪怎么来的呢，说是因为脂肪太多，每天被压着，越压越硬，就变成硬脂肪了。

人体的脂肪要分的话，只有两种，一种是黄色脂肪（或者叫白色脂肪），成年人的脂肪主要是这种；还有一种是褐色脂肪，在婴幼儿身上有明显的分布。但根本不存在一种被压硬了的"硬脂肪"。

那么有些女孩子小腿粗，摸上去硬硬的，是什么呢？没别的，就是肌肉。人的肌肉分布和大小，除了后天运动会造成一定改变之外，很大程度上是由基因决定的。有些人是修长型小腿，有些人小腿肌肉先天就比较发达。减脂肪还相对容易，想减掉先天较发达的肌肉非常难。所以，很多女孩子都在孜孜以求减小腿，各种健身宣传也迎合大众所好，编造出各种瘦小腿的方法。但实际上，如果是肌肉先天较发达的小腿，靠自然健康的手段是没办法让其变细的。

减肥误区九：喝啤酒会致胖，喝白酒不会

一直有种说法，说喝啤酒会发胖，啤酒是"液体面包"嘛，但喝白酒不会。实际上，喝什么酒都有可能会胖。

酒精本身是有热量的，约 7 千卡/克。这个热量能被我们人体利用，所以我们喝酒，跟吃东西是一样的，都摄入了热量。

只不过酒精里的热量不能直接转化为脂肪，但是因为酒精毕竟提供了额外的热量，所以通过酒精摄入的热量也应该算进每日的总热量摄入中。热量摄入超标的话，人同样是会胖的。

有些研究认为酒精能促进食欲，这样的话有可能让人吃得更多，造成脂肪的增加。但酒精和食欲的关系目前还没有一致的研究结论。

减肥误区十：运动减肥千万不能喝水

有一种说法说运动时千万不能喝水，喝水的话运动就"燃烧水"而不燃烧脂肪了。这种说法实在是荒唐。

首先，水当然是不能作为燃料为我们提供能量的，否则我们不用吃饭，喝水就不会饿死了。我们不管是运动还是不运动，能利用的能量物质，有糖类、脂肪、蛋白质、酒精、乳酸、酮体等，但是水完全不能为我们提供能量。

我们说运动减肥，其实就是运动时分解氧化我们身上的脂肪（当然有的运动是运动后氧化脂肪）。我们身体里储存的脂肪，如果用显微镜看的话，其实是一种叫"甘油三酯"的东西，这种东西储存在脂肪细胞里，储存得越多，脂肪细胞就越大，人也就越胖。

身体在运动时要燃烧脂肪，也就是燃烧甘油三酯。但我们的身体不能直接利用甘油三酯，而是要把甘油三酯先分解，分解成甘油和脂肪酸，再被我们身体利用。这是我们肥肉燃烧的第一步——脂肪水解，或者叫脂肪分解（如图6-1所示）。

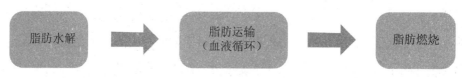

图6-1　脂肪燃烧的过程

简单理解的话，水解就是某些东西和水反应，变成另外一些东西。甘油三酯水解也需要水，这种反应是1个甘油三酯加上3个水，变成1个甘油和3个脂肪酸。

肥肉的燃烧第一步就是水解，先变成甘油和脂肪酸才能被身体利用。水解，当然需要水。所以说运动减肥千万不能喝水，完全是误区。虽然说一般我们体内的水还不至于不够脂肪水解使用，但是至少，运动时可以喝水，也应该喝水，对燃烧脂肪没有任何坏处，只有好处。

我们下面说说运动时喝水对减脂的好处。

脂肪分解变成甘油和脂肪酸后，第二步，就是输送到肌肉里面去给肌肉运动提供燃料。脂肪分解是在脂肪组织，也就是在我们的肥肉里进行。肥肉跟肌肉之间传递脂肪酸，就要靠血液循环。

脂肪酸只有被血液循环运输到肌肉里面，才有可能燃烧掉。运不走的话，分解了也不会燃烧。有人会问，不燃烧的话这些东西哪儿去了呢？脂肪分解成甘油和脂肪酸之后，如果不燃烧，那么还会变回甘油三酯，这个过程叫脂肪酸的酯化。我们的脂肪组织里，甘油三酯无时无刻不在分解，又无时无刻不在重新酯化。这叫甘油三酯—脂肪酸的循环。

也就是说，人的脂肪分解能力很强，但往往是分解出来了，身体用不了那么多，最后还有一部分又重新变回了脂肪。一般来说，安静状态时，脂肪分解出来的脂肪酸，只有30%被利用燃烧，70%都重新酯化成了脂肪。运动的时候，脂肪需要的比较多，那么脂肪分解后，多数脂肪酸拿来燃烧，但也有少数会重新酯化成脂肪。

从减肥的角度讲，我们肯定希望脂肪分解后，能多拿去燃烧，尽量少再酯化成脂肪。那么，什么因素会影响脂肪的再酯化呢？运动时脂肪组织的供血量多少，就是一个重要的因素。

运动时脂肪组织供血量少，或者血浆里脂肪酸浓度太大时，都会限制脂肪的利用，促进脂肪的再酯化。因为脂肪分解成脂肪酸，要通过血液循环送到肌肉组织里才能燃烧，所以通俗地说，脂肪组织里血液少，或者血液里脂肪酸浓度太高，那带走的脂肪酸也少，这样剩下的就只能重新酯化。因此，运动时我们要喝够水，喝够水有增加血量、稀释血液的作用，这对减肥是有好处的。

另外，运动减肥时不喝水，在天热人大量出汗的时候是非常危险的。脱水会带来运动能力下降，甚至出现热病，造成严重的后果。

减肥误区十一：不运动就不能减肥

这也是一种常见的减肥误区。很多人一想到减肥，首先就想到运动，我要去跑步，我要去游泳，我要去健身。有人认为如果不运动，脂肪怎么能消耗呢？

之前我们也说了，人在不运动的时候，甚至躺着，也能消耗脂肪，无非是多少的问题。所以，减肥不一定非要运动，仅仅靠饮食控制制造一个热量缺口，也可以减肥。而且在减肥的过程中，饮食控制本身也要比运动更重要。

为什么说减肥时饮食控制比运动重要呢？其实我们很多时候也有这种感觉。单纯靠运动减肥，很多人都会失败。运动了半天，人也没瘦。甚至还有的人，运动减肥后反而胖了。但是，如果最近注意控制一下饮食，很快就能看到瘦身效果。

原因是减肥最核心的要素是能量摄入和能量消耗的平衡。吃即能量摄入，使平衡像正向移动；运动即能量消耗，使平衡向负向移动。只不过问题在于，运动消耗热量实在太有限，而通过饮食摄入热量实在太容易。

一个中等身材的女孩，跑一次半程马拉松，20多公里，需要2~3个小时。但这么大的运动量，直接消耗的热量只有1000~1200千卡。

而通过饮食要摄入这么多热量很容易，一个大汉堡、一份薯条，再加一份冰激凌，就有1000~1200千卡热量了。所以，可能你下午挥汗如雨运动了1个小时，运动完吃几口汉堡，这1个小时就白运动了。不做饮食方面的控制，仅仅运动，减肥效果一般会很有限，而且失败率比较高，就是这个原因。

而仅仅做饮食控制，哪怕不运动，减肥的成功率一般也要高得多。当然这个成功指的是阶段性的成功，也就是说人在这一段时间内瘦下来了，但是能否保持，那就跟运动有很大关系了。

运动，在减肥过程中，可能不如饮食控制重要，但是运动非常有助于保持体重。有一项研究把一些警官分成两组，进行持续8周的减肥。其中一组仅靠节食减肥，另外一组节食加运动。8周后，节食加运动组，减肥效果好于单纯节食组。而且在之后的跟踪调查中发现，仅单纯节食组的警官，体重在6个月后反弹了60%，18个月后反弹了92%；而节食加运动组的警官，没有发现有明显的体重反弹（如图6-2所示）。

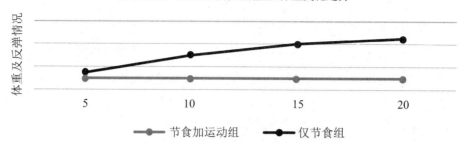

仅节食组和节食加运动组减肥后体重变化趋势

图 6-2　仅节食组和节食加运动组减肥后体重变化趋势

运动在减肥防止反弹方面的作用，可能是多方面的因素共同作用的结果。至少减肥过程中安排适量运动，对保持身体瘦体重很有好处。所谓"瘦体重"，通俗地理解，就是我们身体上储存的肥肉以外的体重。瘦体重越多，减肥越容易，因为瘦体重越多，人的基础代谢率越高，运动的时候消耗的热量也越多。

比如有一项实验，把超重妇女分成三组，一组只通过节食制造热量缺口来减肥，另外一组节食加运动，还有一组仅靠运动制造同样的能量缺口。15 周后，发现三组人在体重下降上没有明显区别，但身体成分上就不一样了。运动组和节食加运动组，瘦体重都有提高（分别为 0.45 千克和 0.5 千克），而仅节食组瘦体重下降（1.1 千克）。

这就是说，三组人体重下降都差不多，但运动组体重下降的同时，肥肉以外的东西增加了，这就说明运动组减少了更多肥肉。而仅节食组体重下降中包括瘦体重的下降，所以真正减少的肥肉远没有运动组多。

仅仅靠节食减肥，大量限制饮食热量的摄入，非常容易出现瘦体重丢失的情况。所以，减肥最好的方法就是以饮食控制为主，搭配一些运动。而在减肥后保持体重期间，应以运动为主，同时注意饮食的控制。

减肥误区十二：运动减肥无用论

这则误区跟上面的误区刚好相反。

现在有很多言论，都说运动并不能减肥，提倡减肥不要运动，只做饮食控制就可以了。这种说法其实我们心里都知道肯定有问题。我们减肥的根本原则就是能量消耗大于能量摄入，所以运动毫无疑问肯定是有助于减肥的。减肥，单纯靠节食能做到，但最好还是配合运动。

首先，运动可以增加热量消耗，制造更大的热量缺口。这就减小了对饮食控制的压力，也就是说你不必吃得那么少了，减肥就更容易坚持。这个道理很简单。

其次，运动对减肥本身也有促进作用，这些作用体现在很多方面。比如很多研究都认为，运动可以改善瘦素抵抗。瘦素大家都熟悉，它的主要作用是抑制食欲、促进脂肪分解和能量消耗。所以瘦素水平低，可能导致肥胖。但有些人胖，并不是瘦素水平低，而是瘦素抵抗，通俗地说就是瘦素不起作用。运动可以改善这种情况。

这里还有个有意思的知识。有动物研究显示，动物在幼崽的时候多运动，能在神经内分泌调控网络中产生一种"印痕效应"，对预防以后肥胖的形成有好处。也就是说，孩子多运动，可能成年后就不容易胖。如果真的是这样，那儿童运动就很有意义。

另外，运动有可能阻止脂肪细胞的数量增加，这也是个好消息。过去的研究一般认为，人的脂肪细胞数量，成年以后就不会改变了，但实际上有很多研究质疑这种观点。比如有动物实验发现，高脂肪饲料喂养下，1岁多的大鼠脂肪细胞数量仍然会增多。还有一项研究报告，4周喂养高脂肪饲料，会让大鼠皮下脂肪和内脏脂肪数量分别增加36%和65%，但同时配合运动能完全阻止这种变化。

有人体研究也发现，中度肥胖只会增大脂肪细胞的体积，重度肥胖则会增加脂肪细胞的数量。所以人类的脂肪细胞，很可能成年后也是会改变的，这样的话，如果运动对防止脂肪细胞增殖有好处，那么对我们保持体重就有极大的帮助。

大家知道，棕色脂肪对减脂有好处，可以促进产热，增加肌体能量消耗。有不少研究都认为，运动可促进人类的白色脂肪向棕色脂肪转变。这种作用可能跟 Irisin 有关。lrisin 是最近几年才发现的一种激素，能刺激白色脂肪向棕色脂肪转变，增加能量消耗。而运动，准确地说是肌肉收缩，能刺激 lrisin 的分泌。

Irisin 跟肌肉量有关，所以肌肉量大，理论上说对 lrisin 分泌是有利的。减肥过程中尽量少肌肉损失，对持续减肥非常重要，这可能就是其中的一个机制。这也提示，力量训练对减肥的好处可能也跟 lrisin 有关系，因为力量训练最有助于减肥过程中保持或增加肌肉。

另外，运动也有助于让身体的生理生化环境发生变化，让身体变得更容易消耗脂肪。比如，运动能使脂肪组织内脂肪分解酶活性增强，也就是会让我们的脂肪分解得更快；有氧运动也能增加肌肉毛细血管密度，这样在运动时就更有利于脂肪酸进入肌肉细胞里燃烧；有氧运动能让肌肉细胞的线粒体密度增大，体积增大，有助于运动时更好地燃烧脂肪；运动还能使肌肉细胞内脂肪氧化酶活性增加，有助于运动时消耗脂肪。这些运动导致的变化让我们运动时更容易消耗脂肪，运动减肥的效果会大大提高。

最后，运动还非常有助于在减肥过程中保持瘦体重，防止减肥后反弹。所以，减肥应该安排适当的运动。虽然说仅仅靠饮食控制也能够减肥，但这是一种不完整的减肥方法，很难达到最好的减肥效果，并且减肥后体重容易反弹。

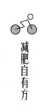

减肥误区十三：运动时不累就不减肥，越累越减肥

运动减不减肥，跟累不累没有必然的联系。当然，我们用主观的运动疲劳感也可以衡量运动减肥的效果。因为有氧运动时，运动疲劳程度跟运动强度是相关的。越累的有氧运动，一般强度越大或者时间越长，仅从这个角度讲，运动越累减肥效果越好，这倒是对的。

但如果说运动只有觉得累，才能减肥，不觉得累就白运动了，那可不对了。运动疲劳是运动科学中一个备受关注的课题，虽然现在学术界对运动疲劳的了解还不是特别透彻。但至少，运动疲劳也分很多种，不仅仅是我们通常说的"身体累"那么简单。

比如有一种运动疲劳属于内分泌调节紊乱疲劳，也是运动疲劳的一种机制，主要跟皮质醇有关。

大运动量会导致皮质醇分泌大量增加，运动强度越高，越会提高皮质醇的水平。皮质醇会对下丘脑—垂体—性腺轴产生广泛抑制作用，降低血睾酮，运动低血睾酮症会带来强烈的疲劳感。

另外，皮质醇浓度升高，会对免疫功能产生抑制，这样也会带来强烈的疲劳感。其实这是身体在提示我们，为了维持免疫功能，我们必须休息了。

皮质醇的水平固然跟运动强度和时间有关，运动量大，皮质醇分泌一般也比较多。但是，皮质醇分泌还跟血糖有关，血糖低，皮质醇分泌就高，比如我们运动前没吃饭，运动的时候就会疲劳得很快。或者说这段时间身体状态不好，压力大，皮质醇水平也会升高，这样运动也容易感到疲劳。但这些疲劳，都不能代表消耗了更多脂肪。

反过来说，如果运动前和运动时补充了足够的运动饮料，那么皮质醇水平可以被控制得很好，这样大运动量也可能不太容易让你感到疲劳。虽然不怎么疲劳，但运动量大，减肥效果却是很好的。

力量训练也能减肥。力量训练减肥主要靠运动后消耗。我们都知道，力量训练的疲劳感远远比不上有氧运动，但如果说减肥效果，力量训练并不一定比有氧运动差。

HIT 的疲劳感也不强，一般弱于持续性有氧运动。但是有不少研究都发现 HIT 的减肥效果要明显好于持续性有氧运动。

所以，疲劳感跟减肥有关，但作为减肥效果好坏的绝对衡量因素并不合适，因为有太多其他因素的干扰。

还有一种运动疲劳机制叫中枢神经疲劳，主要跟低血糖引起的大脑分泌 5-羟色胺增多有关，这也跟运动前、中、后的营养关系很大，而不一定仅仅受到运动量的影响，这种疲劳感就更不代表减脂效果了。

只要运动，就有助于减肥，哪怕运动时不觉得累。甚至 NEAT 减肥法，不运动，仅仅靠增加活动量也可以减肥。所以，运动疲劳程度不一定代表减肥效果的好坏，运动时不疲劳，不能说明运动就没有减肥。

减肥误区十四：哪里不动，脂肪就堆积在哪里

脂肪的多少，我们很关注，但脂肪的分布同样也很重要。有些人说，我上身很瘦，但肚子大，不好看。还有人是下肢比较胖，想要瘦腿。那么脂肪的分布，为什么会呈现每个人不同的特点呢？

有些人说，脂肪容易往不活动的地方堆积。你看你屁股那么胖，因为你老坐着嘛，脂肪就堆积在屁股上。这种说法很可笑。虽然从经验上来说，有些女孩发现，我这段时间老坐着，屁股就大了，要是我不老坐着，经常站着，经常活动，屁股就小了。

之所以会出现这种情况，不是因为坐着脂肪就往屁股上堆积，而是因为久坐使人发胖，女性肥胖者脂肪本身就容易堆积在臀部，所以屁股上肉就多了。改变久坐的习惯，多活动，屁股小了，是因为脂肪被消耗了，人瘦了而已。

人的脂肪往哪儿长，是有自己的规律的。这个规律首先跟遗传有关系。这个观点，通过孪生子育肥实验和一些对健康普查的数据研究，基本上可以明确。这里说的孪生子育肥实验，就是找几对双胞胎，让他们使劲吃，给他们都养肥了，然后看一下，胖了以后他们的肥肉都长在哪儿了。发现孪生兄弟姐妹之间胖的特点非常类似，要胖哪儿都胖哪儿。而一对孪生子和其他孪生子之间的对间变异性就要高得多，也就是这一对双胞胎与那一对双胞胎相比，胖法就不一样了。后来的一些研究认为，脂肪的分布，遗传效应能占到 25%~50%。所以，人体的脂肪分布特点跟遗传有不小的关系。

另外，人体的脂肪分布特点还受到种族、性别、年龄等因素的影响。首先，总的体脂率方面，相同的 BMI，中国人和高加索人，也就是中国人和白人相比，体脂率一般比较高，也就是说我们的肥肉更多一些。

脂肪分布方面，BMI 相同的中国人和白人相比，中国人躯干脂肪含量更高一些，也就是说，中国人有中心性肥胖的特点。其实亚洲人普遍都有这种体脂分布特点。

从性别上说，大家都知道，男性脂肪的分布特点是中心性肥胖，大肚子，内脏脂肪比较多。而且，颈背、上臂、三角肌、三头肌表面，也是男性脂肪分布较多的位置。女性则是下肢肥胖，脂肪更多堆积在臀部和股部，也就是屁股和大腿上。一般认为这跟激素有关系，因为女性在闭经后，雌性激素水平降低，雄性激素优势增强，就会逐渐呈现出一些男性的脂肪分布特点。

从年龄上来说，随着年龄的增大，不管男女，躯干部位脂肪的比例都有增加的趋势。

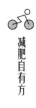

从健康的角度讲，女性这种脂肪分布特点要比男性健康。一般来说，男性这种中心性肥胖或者叫躯干肥胖，跟各种慢性病的高发关系更大。下肢肥胖就好得多。而且还有一些研究认为，女性那种臀股部位的脂肪不但对健康相对无害，而且有益，甚至可以改善胰岛素抵抗、脂肪代谢障碍和缺血性心脏病等问题。所以很多女孩子苦恼于自己上身不胖就是下肢胖，其实换一种思路，至少这样可能对健康有好处。

顺便说一下不同身体部位脂肪的分解动员问题。为什么说躯干胖更不健康，不如下肢胖好呢？具体的机制现在还不能完全清楚，但一般认为跟躯干部位比较活跃的脂肪分解有关。因为脂肪被利用，首先要分解成脂肪酸。躯干部位的脂肪，尤其是内脏脂肪，对分解脂肪的激素更敏感，同时这些部位脂肪的分解也更不容易被胰岛素抑制。下肢的脂肪刚好相反。

所以我们说，脂肪的减少是全身的，要瘦全身一起瘦。但相对来说，一般规律是躯干部位的脂肪更容易瘦，瘦的比例更大，下肢脂肪就相对瘦得慢一点。尤其是女孩子，不但是臀股部位的脂肪比较多，而且往往比较顽固，不好减，就是这个原因。

当然，有人说，我也是女的，可我下肢就容易瘦，反而上身不好减。这可能是个体差异问题。我们讲规律，都是研究共性，特例总是有的。但是不管是哪里容易瘦、哪里不容易瘦，这种规律对于每个人来说，都是相对稳定的。你想减肥多瘦脸、少瘦胳膊，也许有些人就是这种基因特征，那么很容易做到。但如果不是的话，通过后天的努力也很难改变。所以有很多人身上很瘦了，脸就是瘦不下来，除了极特殊的情况之外，这也是基因决定的，没有特别好的办法。

人胖先胖哪儿，人瘦先瘦哪儿，都不是我们自己能决定的，更不会有"说哪儿不动，脂肪就往哪儿跑"的这种说法。

减肥误区十五：女性没有睾酮，所以女性做力量训练也不会长肌肉，对减肥没用

很多人都说，睾酮就是雄性激素，只有男性才有，女性没有雄性激素，所以怎么做力量训练都没用，是不会起到增长肌肉、帮助减肥的作用的。

实际上，睾酮是雄性激素的一种。雄性激素虽然叫雄性激素，但并不是只有男人体内才有。女性身体里也有雄性激素。反过来说，男性身体里同样也有雌性激素。

有人说，女性没有睾丸，女性的雄性激素哪里来的呢？其实雄性激素不是只有睾丸才能分泌的，就连男性体内的雄性激素也不都是由睾丸分泌的。女性体内的雄性激素，其中一部分是卵巢分泌的，还有一部分靠肾上腺皮质分泌，剩余部分主要靠雌性激素在肝脏、脂肪等组织里转化而成。

所以，女性也有睾酮，只不过比男性少得多，大概只有男性的 1/10。同样，女性也能增肌，只不过增肌效果不如男性而已。

另外，即便力量训练不能够增肌，也不见得对减肥一点用都没有。任何运动都能消耗热量，都对减肥有好处。

减肥误区十六：运动 30 分钟后才开始消耗脂肪

好多人都说，跑步必须跑 30 分钟以上，先把肌糖原消耗光了，才开始消耗脂肪，否则跑步就是白跑，只消耗了糖没消耗脂肪，不能减肥。还有的版本，时间不是 30 分钟，是 20 分钟，有的是 40 分钟，甚至在网上还见过说 50 分钟的。

实际上，就算躺着，我们也在消耗脂肪。运动时也一样，几乎不存在完全不消耗脂肪的运动。只不过，不同的运动强度和运动时间，消耗脂肪的比例不一样。

低强度运动时，人体主要提供能量的物质是脂肪，比如我们快步走、慢跑的时候，消耗脂肪的比例很大。运动强度提高，则增加了糖类的消耗比例，运动强度越高，糖类消耗的比例一般就越大（如图 6-3 所示）。

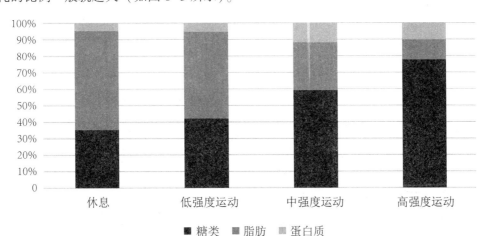

图 6-3　糖类、脂肪、蛋白质供能分布

运动时间方面，有氧运动时间越长，一般脂肪提供能量的比例就越大。但是说来说去，脂肪和糖在运动时或者在不运动时，都是同时在消耗的，只是比例上有差异而已，并不是说运动一开始就只消耗糖，人体更不是等糖消耗完了才消耗脂肪。

有些强度特别高的运动，比如短跑、举重，这类运动因为强度太高，所以运动时直接消耗的脂肪很有限。但这些运动后，会出现一个运动后过量氧耗。这个过程会消耗大量脂肪。所以，从减肥的角度讲，根本不存在不消耗脂肪的运动。

很多人听信了所谓"运动 30 分钟才开始消耗脂肪"的谣言，想减肥，也想运动，

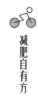

但是运动时发现自己运动能力不足，无法坚持30分钟，只能运动20分钟，想到这样也没办法减肥，所以干脆连20分钟也不运动了，完全放弃了运动减肥的机会。实际上，即便是运动10分钟，也是有利于减肥的。

只要是运动，就有利于减肥。所以，减肥期间，运动不需要掌握什么30分钟原则，利用碎片时间就可以运动一下，积少成多，对减肥很有好处。

减肥误区十七：锻炼哪儿就瘦哪儿

有非常多的人，减肥想瘦肚子，就使劲儿做仰卧起坐；想瘦腿，就使劲儿深蹲。我碰到过一个女孩，在健身房的所有器械都练，这个练两下那个练两下，很卖力。我问她到底想练什么。她说，我想瘦全身。

实际上，除非做抽脂手术，否则，安全有效的局部减脂目前是做不到的。人体的脂肪包括内脏脂肪，都是统一调配使用的。也就是说，身体的脂肪，要消耗大家一起消耗，不存在"就近原则"。

其实，我们想一下也能明白。比如你跑步，跑3个月瘦了，只是腿瘦了吗？实际上肚子也瘦了，可肚子也没跑步！就算跑步的时候，腹肌也在运动，但脸瘦了怎么解释呢？脸总没运动吧？

我们看两个实验，能最直接地说明问题。其中一个，研究人员对比了高水平网球运动员持拍手臂和非持拍手臂的脂肪厚度，发现经常挥拍的这个胳膊，它的脂肪厚度没比另一侧胳膊更薄。这就说明，不存在使用哪里的肌肉就燃烧哪里的脂肪的说法。

另外一个实验，研究人员安排实验对象做27天的仰卧起坐，数量逐渐增加，最后每天做336个。27天以后，通过检测，发现被试者腹部脂肪的变化，跟肩胛骨下方和臀部是一样的，并没有出现腹部脂肪减少更多这个现象。

为什么运动减脂没有就近原则呢？这跟脂肪的利用方法有关。运动时，需要先在脂肪组织里把储存的甘油三酯分解成脂肪酸，脂肪酸进入血液循环，然后再由血液把脂肪运输到需要消耗脂肪的运动的肌肉里面去。

脂肪的分解受到激素的调控，是全身同时分解的。分解后脂肪酸进入血液，统一调配，所以根本不存在哪里的脂肪只供应哪里运动使用的说法。

减肥误区十八：运动后吃东西马上变肥肉

有种说法是，运动后千万别吃饭。运动后人体吸收特别好，一吃饭，饭马上变成肥肉储存起来。这是一个版本。还有一个版本是说，运动后1小时内吃多少都行，超过1

小时，吃什么都马上变脂肪。实际上这些说法都是非常滑稽的。

真实的情况是，我们运动时，身体要消耗一些能量物质来提供能量并且造成一些肌肉组织的损伤。运动后，人体会进入一个合成代谢比较旺盛的阶段。这个阶段，目的是快速补充这些被消耗了的物质，同时修复肌肉损伤，或者让肌肉增长，来应对下一次运动。于是，运动后，人体倒不一定是吸收特别好，而是运动后我们的身体急需营养，对营养物质的利用率特别高。

那么有人可能会想，身体对营养物质的利用率高，不就容易长胖吗？其实没那么简单。因为运动后，我们吃进食物里的营养，会优先用来合成蛋白质和糖原，而不是脂肪。

糖原，就是储存在我们身体里的糖，这些糖，主要储存在肝脏和肌肉里，是我们身体储存能量的一种重要方式。

有人说，脂肪不是我们储存能量的方式吗？的确是这样，但脂肪是一种不能快速提供能量的物质。身体储存脂肪，主要的目的是用来"防饿"，也就是在没有食物的时候提供能量，保证我们存活。但我们身体储存糖，除了防饿外，更主要的目的是在高强度运动的时候使用，比如快速奔跑、举重物等这种高强度运动，脂肪供应能量的速度来不及，必须大量依靠糖来提供。

我们运动的时候，尤其是有高强度运动或长时间运动的时候，身体消耗了大量储存在肌肉和肝脏里的糖原。运动后，身体就想要赶紧把这些消耗的糖原补充回去，来应付下一次运动。同时，运动后我们的肌肉会有一些损伤，需要修复。有时候肌肉的体积需要增加，这些都是身体急需要解决的问题。运动后，身体急需要的是糖和蛋白质。我们运动后吃饭，食物里的绝大部分碳水化合物和蛋白质，都用来干这两件事用掉了，反而很不容易变成脂肪。

那有人可能会问，运动时我们也消耗了脂肪，身体运动后不会急需把脂肪补回来吗？不会。为什么？因为我们前面说了，身体储存脂肪的目的主要是应付食物短缺。当我们长时间节食之后，身体会知道，我们现在面临的首要问题是没吃的。所以节食一段时间后，恢复饮食，有可能脂肪储存的效率会比较高。很多人也有这样的经验，节食一段时间后，发现吃点东西就马上长胖。

但运动后，身体受到运动的刺激，身体会认为，现在最亟待解决的问题不是没吃的，而是要跑要跳要举重物。所以，必须马上补充糖原和修复或者增加肌肉。

另外一个原因是，我们身体的脂肪储存量非常大，普通人的脂肪总重量能达到十几千克，里面储存了非常巨大的能量。一次运动消耗不了多少脂肪，剩下的脂肪也足够用。所以，身体没必要急于补充脂肪。但糖原，我们全身储存不了多少。正常人全身的

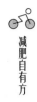

糖原一般只有 500 克左右。有时候，一次长时间的高强度运动，就把肌肉中所有糖原消耗殆尽。运动后补充糖原的需求非常急迫。

总结一下，运动后吃东西，食物里的热量和营养会用来优先补充身体储存的糖原和合成身体所需的蛋白质，一般剩不下多少，也就不容易让我们长胖。运动后不但可以吃东西，还可以适当多吃一点。运动后是最不容易胖的时候。

但是需要强调，运动后可以吃，甚至可以多吃，但只限于蛋白质和碳水化合物。油脂类食物，还是不能多吃。因为油脂既不能用来补充糖原，也不能用来合成蛋白质，只能用来储存成脂肪和即时提供少量热量。所以即便是运动后，也不能吃太油的东西。

减肥误区十九：只要吃水果就能减肥

市面上一直流传着一种"水果减肥法"，水果减肥，其实就是用水果替代一部分其他食物，进而起到减肥作用。因为水果的热量和脂肪含量一般都较低，所以用水果替代一部分日常饮食，等于减少了热量摄入，于是能有减肥效果。但水果本身，不具备任何减肥的功效。

水果减肥在流传过程中，减肥原理越来越模糊，水果慢慢被认为是一种具有类似减肥药功能的东西了。于是很多人认为只要吃水果，就有减肥作用，把水果当减肥药，实际上当然不是这样。

水果不是减肥药，就是平均热量比较低而已。水果热量低，是因为大多数水果含水量都较大，水是没有热量的，却占有大量体积，所以水果的热量也就比较小了。但是，在这个问题上，我们要注意两点：

第一，并不是所有水果热量都小，有一些水果热量很高，吃这些水果就要格外小心。比如牛油果，热量是每百克 161 千卡，有些品种的牛油果热量甚至更高；还有椰子肉，热量是每百克 241 千卡；另外，枣、山楂、榴莲等水果热量都很高。所以大家吃水果时，要格外警惕高热量水果，否则一不小心容易热量摄入超标。

第二，普通水果也要适量吃。就算热量不高的水果，也不能吃太多。比如苹果，每百克约 54 千卡热量，相当于米饭的一半左右。我们吃米饭，一碗大概 100~150 克；吃苹果，一个稍大的苹果，可能就有 200~300 克。这么算，还真是一个苹果等于一碗米饭。所以，即便热量不是很高的水果，也不能吃太多。

低热量水果可以适当多吃一点。一般来说，含水越大的水果，热量越低。比如西瓜就是典型的低热量水果，每百克只 26 千卡左右的热量，比茼蒿、菠菜、西蓝花这些蔬菜热量还低。但是这种低热量水果，可以适当多吃，也不能想吃多少就吃多少。

比如，西瓜就很容易吃多，在夏天，很多饭量不大的女孩子，也很容易一次吃掉半个中等大小的西瓜（约 2 千克左右西瓜肉）。

这样半个中等大小的西瓜热量是多少呢？一算就知道，约 520 千卡，大致相当于 1 斤米饭！天热的时候抱着西瓜吃，一不小心可能就轻易吃掉了 1 斤米饭，但有些人还觉得这就是水果嘛，怎么吃都不会胖。

所以，低热量水果也不能使劲吃，还是要注意适量。

最后，使用水果减肥，要么是用大量水果短期替代正常饮食，这属于比较快速的，是只能短期使用的临时减肥法；要么是在均衡足量的饮食基础上，适当提高低热量水果的摄入量，这样制造一种热量更低的饮食结构。

最不合理的水果减肥法，就是长期用大量水果替代正常饮食。这样的饮食结构，非常容易造成蛋白质营养不良。

绝大多数水果，蛋白质含量都非常低。如果一日三餐都以水果为食，长期如此，就容易出现蛋白质营养不良。蛋白质是维持人正常生理活动非常重要的营养物质，严重的蛋白质营养不良甚至会危及生命。

即便不出现严重的问题，长期蛋白质摄入不足，也会出现免疫力降低、肌肉组织丢失、皮肤头发变差等问题。因为血液中的蛋白质对调节体液渗透压有很关键的作用，所以蛋白质营养不良，很容易出现水肿，这是典型的低蛋白质血症的症状。

身体干瘪、皮肤变差、头发干枯毛躁，甚至还可能全身浮肿，水果减肥法使用过度，跟毁容差不多了。而且，长期水果减肥后，一旦恢复正常饮食，体重也会很容易反弹，这也不符合持续减肥的原则。

减肥误区二十：吃素食能减肥

吃素食和减肥是不能画等号的。对于平时很少吃蔬菜、也极少吃水果，因长期肉类高脂肪食物摄入过多，造成脂肪肝、高血脂、肥胖等种种毛病的人来说，少吃些肉，加大蔬菜、水果、豆制品的比例，有助于改善身体体质。而且在减肥控食中也是合理荤素搭配的饮食有利于控制体重，或者说是不容易长肉。但这并不是说，吃素食就不会肥胖。

真正的素食者分两类，一类是动物类肉食都不吃，但鸡蛋还是吃，牛奶还是喝，而鸡蛋、牛奶算是介于荤素之间的东西，其营养价值也高。另一类是连鸡蛋、牛奶都不吃不喝的完全素食者，所谓会飞的、会跑的、水里游的及其衍生物都不吃。素食的单位能量确实要比荤腥类肉食低，但要是以为吃素食能有助身体苗条、健康，则不是那么回事。

粗茶淡饭照养人。只要你摄入过多，不论吃的是啥，殊途同归——照胖。而且因素

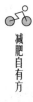

食的营养含量低，为了满足身体所需，往往要吃得更多，也就把肠胃撑得较大，而变大的肠胃会功能性地带动体形增大。对于那些稀粥菜饭把胃撑得较大的肥胖者，还真可考虑通过尝试适度肉食去减肥。而且基本可以说，荤素搭配的合理饮食，更符合人类的动物学特性，体质也比纯素食者要好。

吃素食减肥的理念不可取，光就是否肥胖而言，由吃得多少决定，与吃什么原本没什么关联。这里说的吃纯素食反易长胖，是指我们在能量摄入平衡的自然进食情形下而言的，且变胖的量度也有限。如吃的素且吃得少，则肯定指向瘦。

若不幸把自己吃胖了，"素食胖"和"酒肉胖"虽然同样都是肥胖，但健康的风险等级却不同。素食者易营养不良，体质偏弱，但"素食胖"者罹患恶性疾病的风险要远低于"酒肉胖"者。

第七章　问答

Q1：用于减肥的代餐粥，贫血、血压低的女士可以吃吗？

A：不可以，已经出现了贫血、血压低，说明身体存在营养和能量赤字，不仅可能缺铁，而且还可能缺乏优质蛋白和 B 族维生素，血压低和贫血其实没什么关系，但是这两者结伴出现，多见于节食减肥的女性，如果还配合大量运动，低血压出现无疑。正确的方法是先养好身体，提高代谢，均衡适量吃，适度运动，慢慢地健康减肥，而不是走捷径。

Q2：炒菜放辣椒会不会增加热量？

A：分情况，如果放的是干辣椒，本身不会增加热量，如果是辣椒油，因为油有热量，所以还是会增加热量摄入。人们通常说辣椒减肥，说的是辣椒里的辣椒素可以刺激机体产热出汗，促进能量消耗，从而有利于减肥。但是如果吃的是辣椒油、麻辣香锅、重油的火锅，是不利于减肥的。

Q3：一天三餐只吃水果能减肥吗？

A：水果的确是我们常说的健康食物，但是如果把水果当成一日三餐的主食，势必会造成营养的缺乏。因为水果的主要营养就是糖分，蛋白质和脂肪几乎可以忽略不计（除牛油果的脂肪含量高达 10%），脂溶性的维生素几乎没有，水果中的钙、铁、锌等矿物质也少得可怜，即使是以补铁著称的樱桃和车厘子，植物性的铁吸收率也很低。所以，以水果为主食会导致这些营养素的全面缺乏。第一要控制吃水果的量，每天 200～350 克；第二是两餐之间吃，而且正餐饭量也要适当减少，为水果腾点地方；第三，如果想吃水果当作一顿代餐，建议搭配牛奶、酸奶、鸡蛋、瘦肉、鱼、豆制品等优质蛋白丰富的食物，而不是单吃水果。

Q4：减肥期间，体重早晚上下浮动多少是正常的？

A：一般来说浮动两斤左右是正常的，人的体重在一天各个时间、各个时期、不同

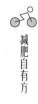

状态都是不同的，一般处于饥饿和水分流失大的时候，体重就要较轻一点，一般早上的体重较其他时候较轻。但是有些情况下，体重波动会相对比较大，比如：长期克扣主食的人，突然小暴一次碳水，糖原囤积水分；外食吃太咸，盐分囤积水分；周末小放纵，摄入总量增加；发烧、便秘或者腹泻；大姨妈来临前后；压力增加。建议减肥期间也不要频繁称体重，最多一周一次，最好一月一次。

Q5：产后、哺乳期减肥该怎么吃？有什么注意事项？

A：哺乳期控制饮食不可取，每天至少摄入 1800 千卡热量，有的新妈妈减肥心切，采取低热量减肥方式，以致每天摄入热量不足 1200 千卡，这样会严重影响奶水的营养素质量和数量，导致宝宝营养不良而生长迟缓、免疫力低下、容易哭闹且爱生病。当母体营养摄入严重不足时，人体会调用母体自身的储备来满足宝宝的需求，这会影响到乳母身体的恢复，易出现贫血、腰腿疼痛、掉头发等症状。

因为新妈妈每天要分泌 800~1000 毫升的乳汁，这些乳汁全部来自新妈妈摄入的食物和身体在孕期储备的脂肪。考虑到人体对食物中营养素的吸收率和利用率并不是百分之百，身体吸收利用的这些营养素转化成乳汁也有一定的转化率，而且在转化的过程中需要消耗能量。所以《中国居民膳食指南》推荐的乳母摄入热量是 2300 千卡，在孕前轻体力活动女性推荐热量 1800 千卡的基础上增加了 500 千卡，但是考虑到新妈妈减肥的需要，每天摄入的热量可以恢复到孕前的 1800 千卡，不足的部分可以调用孕期储备的脂肪。具体有以下注意事项：

（1）放弃那些能量密度大、营养价值低的食物，例如添加了太多油脂、糖分的各种零食点心，例如白面包、饼干、蛋糕、中式点心、油炸食品等。同样是 1800 千卡，但是蛋白质及很多维生素和矿物质需求比孕前高，例如钙、锌、维生素 C、维生素 B_1、维生素 B_2 都比原来的标准增加了 20% 以上，所以要放弃那些高脂肪、高糖分、高热量的食物，因为它们大都非常缺乏上述这些营养素。

（2）选择饱腹感强的食物，增加汤汤水水的比例。哺乳期由于激素的改变，基础代谢会提高，最直观的表现就是新妈妈肚子饿得快，所以要选择那些饱腹感强的食物，例如杂粮粥、薯类、叶菜类、糖分不高的水果、菌藻类、瘦肉、坚果等。此外，为了顺利分泌乳汁，汤汤水水也要多多摄入，例如牛奶、豆浆、米酒蛋花汤、小米粥、红枣杂粮米糊、去掉浮油的肉汤等都是很好的下奶汤。

（3）保证优质蛋白的供应，蛋白质是一切生命的基础，宝宝生长所需的蛋白质全部来自母乳，由于食物的吸收利用率及母乳的转化率不是百分之百，所以分泌 800~1000 毫升的乳汁需要比平时多摄入约 25% 的蛋白质（母乳的蛋白质含量平均约为 0.8~

1 克/100 毫升）。这就需要保证动物蛋白和豆类蛋白的摄入，瘦肉、鱼虾、内脏加起来约 150 克，豆制品约 120 克，奶制品 300~500 克，鸡蛋 1~2 个，再加上每天一小把去壳的坚果。

Q6：晚上八点之后就不可以进食了吗？

A：营养学家会告诉你，由于人体代谢能力晚上比白天弱，晚八点后进食不易消化，不应在此时之后进食。

对于体形体质大致正常，尚不用太讲究饮食控制的人来说，遵循过晚八点不食，也许是个健康的选项。但对于减肥或体控中的人，特别是那些饱受睡前饥饿折磨，经常要吃点东西的人来说，笔者觉得倒不必把"晚八点"看得太重。晚八点后可以吃，但应该是在总量内吃。即只要是总量内的挪移分配食物，不必计较晚八点后的弱代谢问题。如习惯晚睡者，把晚餐安排在晚八点后进食，往往会消弭睡前饿感。

只要一天的食物摄入总量控制住了，什么时候吃，并不重要。代谢弱时吃反而更容易抗饿才对。人们一般的代谢能力昼夜差异原本是长期作息习惯造成的。晚间以休息为主，身体代谢自然也工作得慢些。但那些"夜猫子"，作息习惯已非常态，代谢规律也会有所更改，饮食时间上自然可以与时俱进。

原则是就那么些食物总量，什么时候吃可根据各自的作息和生理特点自行安排。但若不是考虑人体代谢问题，而是把"过晚八点不食"当作一种自己控食的铁律遵守，那是另外一回事。

Q7：减肥时需不需要以体重标准为导向呢？

A：以体重导向来把控饮食量时，就没理由去较劲吃得多还是少，过胖的体重没下去，那就是吃得还是多。

肥胖者基于生理的饮食控制很难做到自我平衡，必须借用理性的参与，通过体重监控程序，才可能完成有效控制。从管理学的角度讲，就是肥胖者必须实施饮食监管权的移交和升级，把凭感觉监管饮食改为理性监管饮食。

Q8：饮食中降盐会有利于减肥吗？

A：减肥的本质在于减吃，而减吃的重要手段之一是减盐。减盐与减肥同时并举，能在体量和营养结构上取得双赢，乃是科学的耦合。

高盐饮食往往与吃过头联系在一起。越是偏咸的菜肴，越容易勾起我们的食欲。即

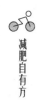

使偏淡菜系的桌餐，上主食时，都会考虑来个适合下饭一点的菜，这就是我国各菜系之外那个普遍共知的"下饭菜"。咸味能助饭，易诱发多吃。相反，反其道而行之，吃得淡一些，自然也就有了抑制多吃的功效。

就餐时摄盐过多，还易诱发喝饮料、饮水、吃水果等连带反应，极易导致超量摄入。而清淡低盐的进食，既有利于就餐时的控吃，也可避免事后的一系列连锁反应。

Q9：为什么减肥时容易营养不良？

A：减肥的时候，我们一般会做两件事——节食和运动，这两件事都容易导致营养不良的发生。

减肥必定要控制饮食，少吃东西自然可能造成食物营养素摄入不足。不说过度节食的人，哪怕适度节食的人，都有可能造成某种或某几种营养素摄入不足。

人体是迄今为止宇宙中最复杂的有机体，人体的复杂程度远远超过我们的想象。举个简单的例子，人体内无时无刻不在进行着各种复杂的化学反应，这些化学反应数以万次，仅仅是催化这些化学反应的酶，在人体内就有几千种。

人体需要营养，就好像精密仪器的维护和维修，需要各种复杂的材料和零件。有些营养素，我们的身体自己能生产，叫非必需营养素；而有些营养素，我们的身体不能自己生产，或者生产的量跟不上使用，这些营养素叫必需营养素，必须从食物中获得，要靠吃。

人体的必需营养素目前已知的就有 40 多种，比如最主要的三种营养素蛋白质、脂肪、碳水化合物，还有各种维生素、矿物质和微量元素，都属于必需营养素。人想要活着，这些营养素缺乏一种也不行。如果缺乏严重，或者这些营养素摄入不均衡，那么人的健康就可能会出问题。

还有一些营养素，虽然不是保证人类生存所必需的，但是对保持健康非常重要，可以降低各种慢性病的发病风险。比如膳食纤维和植物化学营养素（如番茄红素、花青素、叶黄素、大豆异黄酮等）。这些东西，虽然缺了，人不见得活不了，但是可能活不好。

所以，吃是个大学问。想要健康，吃非常重要。大家千万别觉得，吃仅仅是口味和食欲的事情。所以，减肥的时候食物摄入减少，首先容易出现营养素摄入不足的问题。

有些人减肥，不敢吃肉蛋奶，吃得比较素，这样的话很多营养素就容易摄入不足，如维生素 D、维生素 B_{12}、钙、铁、锌等。可能有些人不以为然，拿维生素 D 来说，可以晒太阳啊，其实没那么简单。

另外，还有一些人对某些营养素的需要量天生就比较高，这类人群减肥控制饮食的时候就更容易出现营养素缺乏。

减肥的人还往往会安排大量运动，大量运动也容易造成身体营养素的缺乏。

运动过程会消耗大量能量，加速体内的多种化学反应，增加身体对能量物质、酶、激素等的消耗量。

比如蛋白质，大量运动的人，需要量一般就是不运动的人的 1.5 倍左右。而运动量特别大的，甚至可以达到 2 倍。

大量运动还会增加身体氧化应激压力，身体抗氧化的需要会增加。这样，有抗氧化能力的某些营养素的需要量也会相应增加，比如维生素 C、维生素 E、铁、锌、硒等。

大量运动还会造成很多矿物质元素的过量丢失，比如钙、锌、铁等。所以，这些营养素的需要量也会增加。另外，还有很多非必需营养素，也可能因为大量运动而增加需要量。

所以，在减肥的时候，如果饮食摄入明显减少，再配合大量运动，非常容易造成营养素的缺乏。如果得不到及时补充，就可能造成营养不良，影响身体健康。

Q10：多吃蔬菜水果就不会导致维生素缺乏吗?

A：我们有个观念，一说维生素，就想到蔬菜水果。很多人减肥时，蔬菜水果吃得比较多，认为这样维生素就不会缺了。实际上这是一个误区。

补充维生素，均衡膳食是基础。蔬菜水果要有，肉、蛋、奶类也都不能缺，因为主要存在于水果蔬菜里的维生素，实际上没有几种。

比如，维生素 A、维生素 D 就主要存在于动物性食物里。当然，维生素 A 可以靠类胡萝卜素来转化。但维生素 D，植物性食物里含量极少。膳食维生素 E 的主要来源，实际上是植物油和种子、坚果，蔬菜水果里维生素 E 含量也不高。

维生素 B_1、烟酸（维生素 B_3）、泛酸这几种维生素，在动物性食物、酵母、豆类、干果、粮谷类食物里含量很丰富，光多吃水果蔬菜，而缺乏其他种类的食物，也不能保证充足的摄入量。生物素和维生素 B_6 的情况基本也类似。更不要说，烟酸的营养水平跟蛋白质的摄入量是有关系的，因为色氨酸能在人体内转化成烟酸。

维生素 B_2 的最好来源其实也是动物性食物，就是肉蛋奶。有些绿色蔬菜也能提供维生素 B_2，虽然不至于不够，但从数据上看，动物性食品消费量大的国家，人口维生素 B_2 的摄入量远远高于吃肉蛋奶少的国家。而维生素 B_{12}，则几乎完全存在于动物性食物当中。

主要靠蔬菜水果获得的维生素，就只有维生素 K、维生素 C、叶酸，而且叶酸和维生素 K，在动物性食品或豆类里也有。

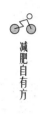
维生素和蔬菜水果不能画等号，蔬菜水果固然很重要，但仅仅从维生素的角度来讲，其他食物也必须足量摄入。减肥的时候，很多人动物性食品吃得少，这样的话，不说所有营养素，仅仅是维生素，都有可能出现缺乏的情况。

Q11：使用营养补充剂可以代替饮食吗?

A：有人想，那我减肥的时候吃几片营养素补剂不就行了吗？必要时，使用营养素补剂是可以的，但是想要靠几片人工制作的营养素补剂来全面替代食物，目前还远远做不到。哪怕是再好的营养胶囊，想代替食物也还差得远。

首先，营养素的种类很多，我们对它们的了解非常有限。维生素、矿物质、微量元素，这些东西虽然说现在我们好像很熟悉了，但其实也是刚刚基本摸清楚。现代营养学不是一门非常成熟的学科。我们从认识第一种维生素——维生素 A 到现在，也只有 100 年出头。1939 年，人类才分离出维生素 K。1957 年，我们才知道硒是一种必需营养素。

还有很多对我们有益的营养素，我们还不很了解。所以，想要营养均衡足量，目前也只能靠吃天然的食物。

而且盲目使用补剂还容易造成营养素过量，有一定中毒危险。

而通过食物摄入营养素，只要把握均衡饮食的原则，一般不容易产生过量。因为人的食量总是有限的，食物中的营养素含量，没有补剂中那么高度浓缩，除了极特殊的情况之外，一般不会导致过量摄入。

吃东西还是要尽量做到种类丰富，但每种都不要吃太多，更不要常吃，尤其是吃动物内脏的时候，更要注意。

补充剂也不是完全不能使用，在食物营养实在有可能摄入不足的情况下，适当使用营养素补剂作为补充也是可以的。但是这仅仅是起到一种补充和预防营养不良的作用，我们还是不能把营养的摄入"托付"给营养素补剂，即便是在减肥期间，我们也应该尽可能地保证食物营养素的充足均衡摄入。

Q12：减肥会导致衰老吗?

A：假如减肥过程中过度节食加上过量运动，造成了营养不良，的确有可能导致人体衰老。

比如蛋白质。蛋白质是构成身体最主要的营养素，蛋白质营养不良就可能导致肌肉丢失，皮肤松弛老化，毛发脱落。锌是维持睾酮水平的一种重要营养素，缺乏的话会导致睾酮水平降低，低血睾酮水平也容易导致身体出现老化现象。

自由基被认为是导致人体衰老的一种物质，自由基衰老理论的中心是氧化应激。

什么叫氧化？氧化指从原子或分子中移除电子的过程。这个不好理解，我们举个例子，铁生锈，就是一种氧化过程。很坚硬的铁变成又脆又软的铁锈，想象一下人体的细胞如果也经历这样一个氧化过程，有多可怕。

什么是自由基？自由基就是一种外层轨道或电子层含有一个未配对电子的分子。我们简单理解，自由基就是一种会在生物体内破坏细胞的东西。

生命离不开氧，但过多的氧，实际上是有毒的。所以很多理论认为，人体的衰老、各种慢性病的发生，都跟氧化应激有关。

减肥过程中，剧烈运动会增加自由基数量。运动本身增大耗氧量，增加细胞呼吸作用，可能会造成氧化应激的增加。运动时产生的某些激素如肾上腺素，也会促进自由基产生。运动导致的细胞损伤和炎症反应，也会产生自由基。

所以，从这个角度讲，减肥时大量运动，给身体产生过大的氧化压力，如果这时人的抗氧化能力不足，是有可能导致人体衰老的。这就需要身体有足够的抗氧化能力。那么说来说去，又说回营养的问题了。如果我们减肥时大量运动，饮食控制导致营养又跟不上，有抗氧化能力的营养素摄入不足，就有可能最终加速身体衰老。

Q13：我们身上的肥肉是怎么来的？

A：从减肥的角度来说，碳水化合物和脂肪吃到我们肚子里之后，区别非常大。那么这两种东西在我们体内到底有什么区别呢？

先简单说一下身体是怎么储存脂肪的，也就是说肥肉是怎么跑到我们身上来的，脂肪的储存都有哪些途径。

人体储存肥肉，主要的途径有两个，一个是食物中的脂肪变成了身体脂肪，这个可以叫脂肪的直接储存，当然这个"直接"是相对的直接。另外一个途径，是糖类、蛋白质等不是脂肪的东西，变成脂肪储存起来，这个叫"脂肪酸的从头合成"，或者叫重新合成。

也就是说，我们身上的肥肉生成的一个途径就是吃进去的油脂直接变的，比如我们吃的肥肉、炒菜时的植物油、坚果、快餐、零食里面的油脂，都属于脂肪。吃进去的脂肪变成身体里的脂肪，脂肪变脂肪，非常简单。这是我们身上肥肉的一个最主要的储存途径。另一个途径，就是我们自身用多余的糖和蛋白质合成的脂肪酸，变成甘油三酯，储存进脂肪细胞里，变成肥肉。

有人说酒精也能提供热量，那酒精能不能变成脂肪呢？不能。酒精能提供每克 7 千卡的热量，但是它不能直接转化成脂肪。酒精里的热量被人体马上利用掉了。虽然酒精

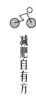

提供的热量不会储存成脂肪，但并不是说喝酒不会胖。因为酒精也能提供热量，只不过不是直接让人变胖。

Q14：为什么说脂肪是最容易导致胖的东西？

A：减肥最大的敌人，其实就是食物中的脂肪。肥肉吃得太多，植物油吃得太多，高脂肪的坚果、水果及高脂肪的快餐零食吃得太多，都特别容易导致肥胖。

脂肪容易致胖，有这么几个方面的原因，首先，身体特别喜欢储存食物中的脂肪。而且，食物中的脂肪变成身体脂肪，几乎没有什么浪费。吃同样多的东西，高碳水化合物、高蛋白即便是有盈余，想储存成身体脂肪也要浪费掉很多能量。

其次，脂肪的热量密度大。每克脂肪有 9 千卡热量，但每克蛋白质和碳水化合物的热量连脂肪的一半还不到，只有 4 千卡。所以，高脂肪的食物，热量密度很高。吃高脂肪食物，好像没吃多少，但其实已经摄入很多热量了。

比如植物油，一勺植物油大约 10 克，就是将近 100 千卡热量，而普通大小的一碗米饭，也只有 100 千卡多一点的热量。红烧肉的一块肥肉，有二十几克，热量可以超过一大碗米饭。

高脂肪的东西容易发胖，除了热量密度大，储存成身体脂肪效率高之外，还有一些更深层次的原因。比如，高脂食物可能会改变身体的生理生化环境，让身体变得更容易发胖等。

Q15：我们该怎么吃脂肪？

A：脂肪显然容易让人胖，但有些脂肪也是我们需要的营养素。所以，有些人认为脂肪容易致胖，就选择零脂肪饮食，这种做法不可取。

完全不吃脂肪，既没必要，也不健康。但是，吃脂肪要有选择。食物中的脂肪绝大多数我们身体都能合成。我们真正需要的，是身体不能合成的脂肪。

有两种脂肪酸，我们身体需要但是自己不能合成的。一种叫 ω-3 系列脂肪酸，一种叫 ω-6 系列脂肪酸，这两种脂肪酸我们必须靠食物来摄取。

ω-3 系列脂肪酸有很多种，里面最重要的是 α-亚麻酸。ω-6 系列脂肪酸也是一样，其中最重要的是亚油酸。只要摄入了 α-亚麻酸和亚油酸，ω-3 和 ω-6 系列里其他我们需要的脂肪酸，人体就可以用这两种脂肪酸合成。

比如 DHA，这是我们身体必需的，对大脑发育很重要。直接补充完全可以，比如很多海洋鱼类身体里的脂肪，就富含 DHA。如果没有直接的 DHA 来源，我们的身体就

要靠 α-亚麻酸来合成 DHA。

这两类必需脂肪酸中，ω-6 系列脂肪酸相对容易获得，基本上大多数油脂里面含量都不少。食物里面 ω-3 就少得多，亚麻籽油和鲑鱼油（大多数海洋鱼类都富含 ω-3 系列脂肪酸）里面含量比较多。

这就是说，一般只要保证均衡足量膳食，ω-6 系列脂肪酸我们都不会缺乏。反而对现代人来说，常常是这种脂肪酸吃得太多，造成很多问题。

但 ω-3 系列脂肪酸，因为不容易获得，我们特别容易缺。补充的办法，一个是吃海鱼，再一个就是吃亚麻籽油。同时，核桃、栗子、松子里面的 ω-3 含量也比较丰富，平时可以适量吃。如果上面这些东西你平时都不吃，那吃植物油的时候，最好就选择大豆油、菜籽油、小麦胚芽油。这些植物油里面，ω-3 含量还算相对比较多的。

除此之外，肥肉、高脂肪快餐、高脂肪零食、油特别大的中餐，我们都应该少吃。因为通过这些东西摄入的脂肪很多，但绝大多数不是我们必需的。这些非必需脂肪的大量摄入只会让我们变胖，对我们的身体健康也没有好处。

Q16：我们该怎么吃碳水化合物？

A：碳水化合物相对于脂肪来说，不容易让人发胖，并不是绝对不会让人发胖。吃得太多，或长期过量摄入，照样会胖。

但是，人体对碳水化合物有精确的调节机制，所以我们可以利用这种调节机制为减肥服务，让我们既不容易胖，也能尽量不饿肚子。

办法就是尽可能地利用糖原缓冲机制。身体的糖原会因为低碳水化合物饮食而储量迅速减少。如果在体内糖原大量减少的情况下，我们再摄入大量碳水化合物，这些碳水化合物则只会用来补充糖原的储备，而不容易变成脂肪。

所以，我们吃碳水化合物，可以高碳日和低碳日交替安排。研究一般也认为，只有连续几天超量摄入碳水化合物，多余的部分才会转化成脂肪。所以，我们连续 2~3 天高碳水化合物饮食之后，只要安排 1~2 天低碳水化合物饮食，哪怕在高碳日多吃一些碳水化合物，人也不容易胖。

这个低碳日，一般来说主食可以减少到平时的一半，或者 40%，并且不要吃任何含有添加糖的东西，也不要吃高糖的水果。

这是吃碳水化合物的一个技巧，高低搭配着来。另外，吃碳水化合物，还应该考虑血糖指数的问题。

血糖指数（Gvcemic index），简称 GI，就是食物升血糖的速度。我们知道，食物中的碳水化合物最终往往变成葡萄糖吸收进入血液，血液中的葡萄糖就是血糖。食物的血糖指数越高，通俗地理解，就是这种食物消化得越快，升血糖越快。

有些食物好消化，消化快毕竟吸收就快，所以能很快变成葡萄糖进入血液，升血糖速度就快一些。比如同样是面粉，做成馒头，跟做成意大利面相比，馒头消化就比较快。原因也简单，馒头是发酵食品。

馒头的血糖指数是八十几，意大利面只有四十左右。还有土豆，升血糖也很快，煮熟的土豆血糖指数有六十几。但把土豆做成粉条，血糖指数只有十几。这也主要是因为土豆要比粉条疏松得多，好消化。粉条很硬，消化很慢。

还有些碳水化合物，经过消化道不能分解成葡萄糖，而是分解为果糖、半乳糖等，这些东西想要变成葡萄糖，需要在肝脏转化，这就相当于多了道步骤。所以富含果糖、半乳糖的食物，升血糖也会慢一些。另外，如果单说果糖的话，胃排空果糖的速度本身也比葡萄糖慢，消化慢。

食物的血糖指数跟减肥有什么关系呢？一般来说，减肥最好吃血糖指数低一些的食物，这样更有好处。吃血糖指数高的食物，血糖升高快，为了降低血糖，身体会大量分泌胰岛素。胰岛素一多，有两个坏处：

①胰岛素有促进脂肪合成、抑制脂肪分解的作用，容易让人发胖。

②胰岛素飙升，容易造成餐后反弹性低血糖，低血糖有可能会刺激人的食欲，让你吃得更多。

所以，减肥时吃低血糖指数的食物是有好处的。但也必须强调，食物的血糖指数跟减肥有关系，但也远不能决定减肥的成败。

Q17：多吃蛋白质容易致胖吗？

A：多吃蛋白质不容易致胖。所以，一般来说减肥饮食要求高蛋白，是有道理的。

蛋白质对减脂主要是三个好处。首先，蛋白质非常不容易致胖，我们吃的食物里面，脂肪、碳水化合物、蛋白质，都有可能让人发胖，其中最可怕的是脂肪，排最后的是蛋白质。

我们不要认为蛋白质就是肉。有些人说，肉可是很容易让人胖的。肉类食物里，蛋白质含量一般是比较高的，但肉类里也往往有大量的脂肪。所以，即便吃肉让人胖，实际上也是其中脂肪的缘故。反过来说，只要是低脂肪的肉类（比如纯瘦牛肉、鸡胸肉、兔肉，以及大多数鱼虾蟹贝类等），其实减肥时完全可以吃，而且应该多吃。

蛋白质为什么不容易致胖呢？因为蛋白质有很高的产热效应。我们可能有这种感觉，蛋白质食物一吃进去，比如鸡蛋、牛奶、肉，一段时间后就会觉得身体发热。发烧的人，医生也不建议吃高蛋白食物。这就是因为蛋白质消化吸收后，其中会有一部分强制变成热量散失掉。这部分蛋白质的热量，等于是直接消耗了，不可能变成脂肪。

我们的身体也有调节蛋白质平衡的能力，跟碳水化合物一样，也是多吃多氧化多消耗，除非吃巨量的蛋白质，否则很难有盈余变成脂肪。

另外，蛋白质消化吸收过程本身也需要消耗大量热量。如果蛋白质吃多了，要变成脂肪，瘦肉变肥肉，又需要浪费很多热量。所以，蛋白质储存成脂肪，需要花费的成本比碳水化合物还要高，蛋白质变脂肪也要难得多。

蛋白质是这样：吃进去，消化吸收消耗一部分；吸收后直接产热，又消耗一部分；最后还要被身体用来修复组织合成身体蛋白质，合成酶、激素等；好不容易剩下一点，想要变成脂肪，又需要浪费大量热量。所以减肥时纯蛋白质基本可以放开了吃。

蛋白质对减肥的第二个好处是，高蛋白质能在减肥期间保持肌肉量，很多人都知道减肥时容易丢失肌肉。因为减肥时，热量摄入会减少，能量出现负平衡，所以身体会出现分解代谢大于合成代谢的局面，脂肪减少的同时容易导致肌肉量的减少，在碳水化合物摄入也受到限制的时候尤其是这样。

适当增加蛋白质的摄入量，有助于在减肥过程中保持肌肉尽可能不丢失，有助于保持我们的基础代谢率不降低，对持续减肥非常有好处。

第三个好处，蛋白质能带来很强的饱腹感。蛋白质能刺激消化道分泌一种激素，这种激素叫"酪酪肽"，这种激素能带来很强的饱腹感。所以很多健身的人都有这种经验：健身后喜欢喝一杯蛋白粉，但喝完了以后发现，本来运动了半天挺饿，喝完蛋白粉过一会儿就不饿了，甚至影响正常吃饭。其实蛋白粉的热量本身没多少，这就是蛋白质的饱腹作用的表现。

减肥期间应该相对高蛋白饮食，不但不容易让人胖，对减肥还大有好处。最后还是强调，高蛋白饮食同时要注意低脂肪。吃肉，吃低脂肪肉类。另外，脱脂奶、鸡蛋清和大部分豆制品，也是很好的低脂肪的蛋白质来源。

Q18：蔬菜和水果有什么不同？

A：蔬菜和水果是不同食物种类，其营养价值和风味各有特点，尽管蔬菜和水果在营养成分和健康效应方面有很多相似之处。蔬菜品种远多于水果，而且蔬菜（深色蔬菜）的维生素、矿物质、膳食纤维和植物化学物的含量高于水果，故水果不能代替蔬菜。水果中游离糖、有机酸、芳香物质比新鲜蔬菜多，果糖含量高，且水果食用前不用加热，其营养成分不受烹调因素影响，故蔬菜也不能代替水果。

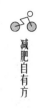

Q19：为什么喝豆浆必须煮透?

A：大豆含有一些抗营养因子，如胰蛋白酶抑制因子、脂肪氧化酶和植物红细胞凝集素，喝生豆浆或未煮开的豆浆后数分钟至 1 小时，可能引起中毒，出现恶心、呕吐、腹痛、腹胀和腹泻等胃肠道症状。这些抗营养因子遇热不稳定，通过加热处理即可消除。所以，生豆浆必须先用大火煮沸，再改用文火维持 5 分钟左右，使这些有害物质被彻底破坏后才能饮用。

豆浆和牛奶是不同种类食物，豆浆中蛋白质含量与牛奶相当，易于消化吸收，其饱和脂肪酸、碳水化合物含量低于牛奶，不含胆固醇，且含有丰富的植物甾醇，适合老年人及心血管疾病患者饮用，但豆浆中钙的含量远低于牛奶，锌、硒、维生素 A、维生素 B_2 含量也比牛奶低。它们在营养上各有特点，两者最好每天都饮用。

Q20：可以吃生鸡蛋吗?

A：不能吃生鸡蛋，生鸡蛋的蛋白质成胶状，人体不易消化和吸收；生蛋清中含有抗生物素蛋白和抗胰蛋白酶物质，抗生物素蛋白影响生物素的吸收，抗胰蛋白酶抑制胰蛋白酶的活力，妨碍蛋白质的消化。

Q21：什么是人体必需脂肪酸?

A：必需脂肪酸是指人体不能自己合成，必须由食物供给的脂肪酸，如亚油酸和 α-亚麻酸。肌体如果缺乏必需脂肪酸，会影响肌体免疫力、伤口愈合、视力、脑功能及心血管健康。

Q22："控糖" 的要点是什么?

A：①尽量做到不喝或少喝含糖饮料，更不能用饮料代替饮用水。糖含量≥11.5g/100mL 属于高糖饮料。

②少吃甜食，如糕点、甜点、冷饮等。

③做饭炒菜少放糖。

④要学会查看食品标签中的营养成分表，选择碳水化合物或糖含量低的饮料，注意隐形糖。

⑤在外就餐或外出游玩时要注意控制添加糖摄入。

Q23：什么是含糖饮料？

A：含糖饮料是指在制作过程中人工添加糖，且糖含量在5%以上的饮料。我国国家标准《预包装食品营养标签通则》（GB 28050-2011）规定，含糖量≤5g/100g的饮料属于低糖饮料。含糖量≤0.5g/100g的饮料，可称为无糖饮料。中国营养学会团标规定≥11.5g/100g属于高糖饮料。

Q24：能辟谷吗？

A：一般不建议辟谷。辟谷，又叫"断谷""绝谷""却谷"等，源自传统养生的"不食五谷"，是指在一定时间内不吃五谷杂粮，而用水、蜂蜜、果汁等充腹，或在一定时间内完全断食。

从古至今，辟谷备受争议，但缺乏这方面的相关研究。有关辟谷对肌体代谢等方面的影响，是来自个体的主观感受或个例报告。从现代营养学的理论分析，一段时间不吃食物或断食的做法会造成能量和营养素供应不足或缺乏，长期会影响肌体正常生理功能，甚至带来生命危险。

Q25：全谷物有哪些？

A：全谷物是指经过清理但未经进一步加工，保留了完整颖果结构的谷物籽粒；或虽经碾磨、粉碎、挤压等方式加工，但皮层、胚乳、胚芽的相对比例仍与完整颖果保持一致的谷物制品，如小米、玉米、燕麦、全麦粉、糙米等。

Q26：有氧身体活动和无氧身体活动有什么区别？

A：有氧和无氧身体活动的区分是基于运动中能量来源的差别，前者主要依靠三羧酸循环的有氧氧化供能，后者主要依靠磷酸原系统和糖酵解供能。

有氧身体活动指有节奏的重复活动，强度足够并能持续足够长时间以改善心肺功能的各种活动。有氧活动通常需要大肌肉群参与，如步行、打篮球、踢足球、跳舞等。

无氧身体活动通常强度较高，超出心血管系统向肌肉细胞供氧的能力范围。持续活动时间一般只能维持很短的时间，大约2~3分钟，如短跑和举重。

Q27：备孕前的体重范围是多少？怎样才能控制孕前体重？

A：体重正常范围（体质指数 BMI 18.5~23.9kg/m^2）的妇女最适宜孕育，肥胖或低体重的备孕妇女应通过合理膳食和适度运动，将体重逐渐调整至正常范围，并维持相对稳定。

（1）低体重（BMI<18.5kg/m²）的备孕妇女，可适当增加食物量和规律运动，可加餐 1~2 次，增加牛奶 100~200mL，坚果 10~20g。

（2）超重（24≤BMI<28kg/m²）或肥胖（BMI≥28.0kg/m²）的备孕妇女，应纠正不健康饮食行为，减慢进食速度，减少高能量、高脂肪、高糖食物的摄入，多选择膳食纤维、蛋白质和微量营养素密度高的食物，在控制总能量的前提下满足肌体的营养需要，并通过增加运动消耗多余的身体脂肪，每天主动进行 30~90 分钟中等强度及以上的运动。

Q28：老年人 BMI 多少合适？

A：老年人适宜的 BMI 范围为 20.0~26.9kg/m²。

Q29：缺乏维生素 B_{12} 会有什么症状？

A：维生素 B_{12} 缺乏，可能会导致巨幼红细胞性贫血，对脑和神经系统影响较大。常见的症状有：记忆力减退，抑郁、易怒（躁狂）和精神病，疲劳、感觉异常，反射改变，肌肉功能差，心功能降低和生育能力下降。幼儿症状包括生长发育不良和运动困难，容易发生高同型半胱氨酸血症（心血管系统疾病的一个独立风险因子）。

Q30：抽脂手术减肥效果怎么样？

A：抽脂手术抽掉的只是皮下脂肪，并不能减少内脏脂肪。真正危害健康的是内脏脂肪。只有减掉内脏脂肪，才算真正的成功减肥。

Q31：怎么断食才算轻断食？

A：第一步，轻断食的频率。一种是轮替法，也就是轮着来，今天轻断食，明天正常饮食，每次轻断食不超过 3 天。另一种是"5+2"法，一周当中任意两天轻断食，其余五天正常。可以是连续的两天，也可以是隔断两天。

第二步，什么时间吃，轻断食这一天，所有食物要在 6~8 个小时内吃完。

第三步，吃什么，首先，选择低 GI 食物，这样血糖升得慢，可以让你饿得慢一点；其次，要保证蛋白质的摄入，蛋白质充足，人体免疫系统才能正常工作；最后，要保证维生素和纤维素的补充。

Q32：减肥过程中总掉头发怎么办?

A：头发的生长周期一般是 2~3 年。一般来说，成年人的头发会有 10%停止生长，被毛囊里的新头发挤掉，这就是掉头发的原因。这种掉头发是正常的，不影响发量。还有一种季节性掉发，秋季是掉发旺季。另外，怀孕、压力大、睡眠不规律、药物刺激等都会导致掉发，烫、染、吹头发也会引起掉发。

如果你每天掉几十根到一百根头发，都属正常现象，不要惊慌，但如果超一百根就要注意了。如果你是靠节食减肥，时间长了会造成营养不良。

当你体内缺乏蛋白质的时候，头发是第一个受害者。因为头发的主要成分就是角蛋白。另外，制造角蛋白和头发黑色素时，还需要用到维生素 B 族微量营养素。这些营养素不足，头发也会发黄、变脆、掉落。

如果你以前习惯了吃精制的米、面、糖，在改变饮食结构后感觉头发掉得多了，不要过分担心，这只是暂时的现象，这些头发还是会重新长出来的。短期的掉头发不可怕，但一直掉可能就有问题了。

Q33：月经"离家出走"是怎么回事?

A：准时来去的月经，对女性朋友来说是衡量健康的标准之一。如果你用节食的方式减肥、过度运动等，都会导致月经不调。当女性体脂率低于 20%时也会导致体内的激素失常。

另外，如果饮食不规律，三天低碳水化合物饮食、两天狂吃甜食，血糖波动大，也会让体内的激素水平忽高忽低，严重的情况则会导致停经。

如果以上的情况你都没有，只是改变了饮食结构，有时也会出现月经推迟或月经量减少的情况。因为饮食结构的变化，我们的大脑一下子还没反应过来，所以便影响到了激素的变化。

另外，人体内的雌激素很多都储存在脂肪细胞里，当我们在减肥时，脂肪细胞燃烧，雌激素被释放了出来，也会影响月经的正常与否。

Q34：可以吃"零热量"的代糖食品吗?

A：现在有不少的"零卡""无糖"饮料，但喝起来还是甜甜的味道，那是因为里面放了甜味剂。这些甜味剂没有热量，也不会让血糖飙升，比如说像甜菊糖、甘露醇等，它们也是从天然植物中提取的。

代糖食品可以偶尔作为调剂，但不建议长期食用。

Q35：减肥期间喝什么比较健康？

A：适当浓度的矿物质，比蒸馏水等纯净的水分子结晶体更容易被人体吸收。最好是喝利尿与帮助排便的水，可以的话选择瓶装矿泉水。

也可以是花草茶、柠檬水，冬天来杯热饮暖身。但注意喝了茶，更要额外多喝水，因为茶本身有利尿的功能。过热和过冷的水都不好。太热的水喝进身体，会让人的体温升高，使水分透过皮肤蒸发得更快。而喝过冷的水会囤积胃部脂肪，水分也会因为肠胃变凉、功能下降，而不易被吸收。

注意，喝水过量也不好，肝、肾、心脏功能异常的人，需咨询医生。

Q36：减肥期间可以吃豆子吗？

A：小扁豆、黑豆等不仅能为身体提供热量，还有减脂的功效。特别是小扁豆，它是营养素较全的豆类，富含蛋白质、纤维素、维生素 B 族、维生素 C、钙、铁、镁、钾、锌等人体必需的营养素。20 世纪 80 年代美国科学家就发现了"扁豆效应"：小扁豆可以降低血糖，抑制胰岛素分泌，帮助人们瘦腰去肚腩。

Q37：可以吃减肥药吗？

A：减肥药确实有一定的减肥效果，但也会有一定的副作用。

Q38：减肥期间可以不吃早餐吗？

A：早餐很重要，它是一天食欲的开关。不吃早餐，容易导致中午吃下过量的食物，刺激血糖和胰岛素升高。即使中午吃得很饱了，胰岛素也会让你食欲大增，下午时就会想吃零食了。

想要更快减肥，就不能让血糖值一天内起伏太大。起床后半小时到一个小时吃早餐，可以维持血糖的稳定，让它不会有太大波动。

Q39：减肥期间水喝得少会有影响吗？

A：身体缺水，会让身体误以为是饥饿，导致我们多吃东西，激素的分泌也有所升高。蛋白质的消化和吸收、脂肪的分解，都需要大量的水。喝水多、排尿多，更能让我们把身体消化食物后的废物排出体外。

如果肠胃功能正常又较肥胖的朋友，可以在就餐前 30 分钟喝 500 毫升的水，有研究表明这能够抑制食欲，减少就餐时的热量摄入，同时暂时性提升身体的代谢水平。

Q40：生理期体重为什么会上涨？

A：因为激素的影响，这时女性的身体会储存水分，导致体重增长。生理期来临前 10 天的各项数据都不准确，可以在生理期过后再称体重，量体围。

Q41：肥胖的判定标准是什么？

A：体质指数（BMI）、腰围值和体脂率结合判定。

体质指数=体重（kg）/［身高（m）］^{2}；

腰围值：男性 85cm，女性 90cm；

体脂率：男性应该在 15%~18%，女性在 20%~25%。

Q42：肥胖会带来什么危害和问题呢？

A：一定程度上，肥胖人群的饮食习惯更易造成糖化。除此以外，肥胖还会引起抑郁、脂肪肝、高血压、心血管疾病、骨关节疾病等，甚至导致死亡。

长期吃垃圾食品易形成肥胖，大部分垃圾食品都含有较高的糖类物质。糖是人体的主要能量来源，当糖进入人体后，身体会自动将过量的糖转化为脂肪在身体储存。脂肪在肝脏中不断堆积，最终导致非酒精性脂肪性肝病等消化系统疾病。而且，肥胖者常伴有高胰岛素血症，高胰岛素血症导致食欲亢进，产生多食症状，于是体内血糖升高，合成脂肪加剧脂肪肝的发生。

除此之外，肥胖能够增加患高血压、冠心病、脑卒中及静脉血栓的风险。而且肥胖人群躯体重量大，加重脊椎、骨盆及下肢所承重的重量，加上循环功能减弱，对末梢循环供应不足，易出现骨性关节炎等各种退行性疾病。

Q43：阻止糖吸收的营养素有哪些？

A：白芸豆提取物、L-阿拉伯糖。白芸豆提取物含有白芸豆糖蛋白，是一种天然的 α-淀粉酶抑制蛋白，它通过非竞争性抑制与消化道内的唾液及胰蛋白酶的糖苷位点特

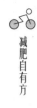

异性结合，降低其酶活性，它随食物一起进入消化道时，包裹住负责消化碳水化合物的活性酶，从而阻碍碳水化合物被消化成小分子，无法被消化的碳水化合物就因体积太大不会被肠道吸收，从而排出体外。

L-阿拉伯糖可抑制蔗糖分解酶的活性，所以在与蔗糖一起摄取时可抑制血糖值急剧上升或抑制胰岛素的分泌。它与食物纤维一样是难以消化的低热量物质。并且，未被消化吸收的L-阿拉伯糖到达大肠后，对肠内菌群的改善效果正逐渐得到证实。它在大豆酱、酒等发酵食品，以及茶、速溶咖啡等中以游离状态微量存在。

Q44：什么是食物 GI 和 GL？

A：GI 为血糖生成指数，CL 为血糖负荷，二者为评价血糖的指标。

血糖生成指数（GI）简称生糖指数，指含 50g 可利用碳水化合物的食物与相当量的葡萄糖在一定时间（一般为 2 个小时）体内血糖反应水平的百分比值，反映食物与葡萄糖相比升高血糖的速度和能力。GI 是衡量食物引起餐后血糖反应的一项有效指标。其中，GI>70 为高 GI 食物，70~55 为中 GI 食物，≤55 为低 GI 食物。高 GI 食物消化吸收快，葡萄糖迅速进入血液，生糖快；反之，低 GI 食物吸收慢，生糖慢。

血糖负荷（GL）用来评价某种食物摄入量对人体血糖影响的幅度。计算公式：GL=摄入食品中碳水化合物的重量×食品中的 GI 值÷100。餐后血糖水平除了与 GI 有关外，还与 GL 有关，一般认为 GL<10 为低 GL 食物，10~20 为中 GL 食物，>20 为高 GL 食物。

Q45：膳食纤维摄入不足，会导致便秘吗？

A：直接或间接导致便秘的原因有很多，膳食纤维摄入不足是其中之一。

便秘是指排便频率减少（一周少于 2~3 次），大便干结导致的排便困难等症状。不健康的饮食和习惯等原因都会导致大肠蠕动能力下降，从而引发便秘；长此以往，体内垃圾总是不及时排出，肤色暗沉、精神不济等亚健康状况就会发生。

增加高膳食纤维食物的摄入，将大大降低便秘发生概率。不同类型的膳食纤维具有不同作用，而来源于水果、蔬菜、谷物中的膳食纤维有助于缓解便秘。膳食纤维的吸水性可以增加粪便体积和蓬松度，刺激肠道蠕动。

Q46：水果每天吃多少？

A：根据《中国居民膳食指南（2022）》推荐每天摄入 200~350g 新鲜水果，果汁不能代替鲜果。

Q47：喝酒损害健康，建议喝多少呢?

A：根据《中国居民膳食指南（2022）》建议如饮酒，成年人一天饮用的酒精量不超过 15g。

含有 15g 酒精的不同酒量：啤酒（4%计）450mL；葡萄酒（12%计）150mL；白酒（38%计）50mL；高度白酒（52%计）30mL。

Q48：缺乏维生素 B_2 会有什么症状?

A：维生素 B_2 的缺乏表现为眼、口腔和皮肤的炎症；维生素 B_2 缺乏常伴有其他营养素缺乏，如营养维生素 B_6 和烟酸的代谢，干扰体内铁的吸收，还会影响身体发育。

Q49：维生素 B_2 的主要食物来源?

A：维生素 B_2 在动物性食物中含量高，例如，动物肝脏、肾脏、心脏及蛋类含量较为丰富，植物性食物以绿色蔬菜、豆类含量较高。

Q50：瘦子也会得脂肪肝吗?

A：是的。虽然胖子得脂肪肝的风险更大，但是看着挺瘦的人，肝脏的脂肪含量并不见得就少。饮酒、不良的生活习惯、熬夜、高脂肪饮食等，都有可能诱发脂肪肝的风险。

Q51：想暴食怎么办?

A：如果想要暴食首先转移注意力，喝一杯水 10 分钟之后如果还想吃东西可以选择一些低热量饱腹感较强的食物，例如全麦面包、青瓜、圣女果，再或者一些高蛋白的食物，例如鸡蛋、牛奶、酸奶、原味牛肉干。

Q52：轻断食会不会降低基础代谢?

A：如果每周 1~2 次间接性轻断食是不会降低基础代谢的，如果长时间轻断食是会影响人们基础代谢的。

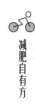

Q53：减肥期间可以吃玉米吗?

A：可以。减肥实际上就是使得人体的脂肪摄入量小于人体的脂肪代谢量，玉米当中含有的脂肪较少，因此并不会给人体带来太大的负担，并且玉米是粗纤维食物，对于促进人体肠道消化大有益处。在减肥期间吃玉米能够帮助增强饱腹感的同时促进消化，就可以使得减肥人士减少主食的摄入量，从而达到控制饮食的作用。

Q54：早上八点之前是不是吃什么都不胖?

A：不是。如果你一天的热量超标了什么时候吃都会胖，相反如果你一天的热量没有超标，什么时间吃都不会胖，但是如果吃太晚、太咸，有可能出现水肿。

Q55：锻炼结束后是不是不能吃米饭?

A：锻炼结束后可以适当补充饮食，但是不建议吃大米饭，可以选择山药、全麦面包、红薯这类的食物。

Q56：减脂期间食用油需要如何选择?

A：减脂期间食用油可以选择茶籽油、橄榄油、亚麻籽油、花生油等植物油，不建议选择调和油和动物油，油可以每隔一段时间换一次。

Q57：钠含量过高会引起什么呢?

A：长期钠摄入过高会引起高血压、心血管疾病及胃癌和结肠癌。

Q58：泡脚有助于减肥吗?

A：泡脚可以促进血液循环，睡前泡脚有利于睡眠安稳，但是没有减肥的作用。

Q59：脂肪肝有什么症状吗?

A：脂肪肝分为轻度、中度、重度，轻度脂肪肝基本没什么症状，中度和重度脂肪肝有类似慢性肝炎的表现，可有食欲不振、疲倦乏力、恶心、呕吐、肝区或右上腹隐痛等。

Q60：果糖可以转换为脂肪吗？

A：果糖在体内很容易转换成脂肪，因为果糖属于单糖，经肠胃吸收后由肝脏分解为葡萄糖，而且果糖代谢吸收快，和葡萄糖一样能转化合成甘油三酯，过度摄入也易导致肥胖、高血脂。

Q61：体重下降体脂率上升是什么原因？

A：体重下降体脂率上升说明我们体内肌肉量和水分在减少，这种情况要摄入足够的蛋白质，增加无氧训练。

Q62：减肥期间可以吃螃蟹吗？

A：减肥期间是可以吃螃蟹的，螃蟹肉含有丰富的蛋白质，但是蟹属于寒性食物，吃的时候建议搭配上姜茶，要适量。

Q63：奥利司他的副作用是什么？

A：奥利司他的减肥成效毋庸置疑，很多减肥者在服用奥利司他之后，出现了便秘、腹痛、腹泻、头晕、月经紊乱、过敏等，这些不良症状是一定要注意的。

Q64：减肥期间吃辣椒可以吗？

A：减肥期间可以吃辣椒，辣椒含有大量的辣椒素，可以加速人体脂肪分解。

Q65：减肥期间可以喝咖啡吗？

A：可以。建议在运动前喝一点，可以提高运动的时长和强度，切记不能加糖。

Q66：每天应该吃多少克蛋白质？

A：《中国居民膳食营养素参考摄入量（2022）》中推荐，蛋白质每日参考摄入量：成年男性为65g，成年女性为55g。

蛋白质是生命活动的物质基础，具有多种生理功能，蛋白质摄入过多或过少均不利于健康。俗话说"物无美恶，过则为灾"，再好的东西也不能过量。因此，为了保证身

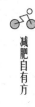

体体健康，蛋白质应控制适宜的摄入量，保证肌体蛋白质"够用而不过多"，且优质蛋白为首选。

理论上成人每天摄入 0.8g/（kg·d）蛋白质就可满足基本需求，但是由于我国居民膳食结构以植物性食物为主，所以建议推荐量可提高至 1.16g/（kg·d），中国营养学会推荐成人蛋白质的每日参考摄入量：成年男性为 65g，成年女性为 55g。

Q67：熬夜、睡觉不足会有什么影响呢？

A：熬夜会损害我们的身体机能，导致基础代谢变慢。

Q68：除湿气为什么会变瘦呀？

A：肥胖的主要因素是能量摄入超过能量消耗。所有的减肥方法都直接或间接地以卡路里为中心。有效的指标是减少热量，除湿气，可以使身体素质提高，有效地减去水分，这样的话，会达到减肥的效果。

Q69：尿酸高要注意哪些呢？

A：不要吃高嘌呤食物，比如海鲜、动物内脏，不要饮酒。

Q70：对于减肥者而言，水果该怎么吃？

A：对于减肥者来说，选择能量低的水果作为膳食补充剂很有必要，但是要记得控制总摄入量。根据《中国居民膳食指南（2022）》中推荐每天摄入 200～350g 新鲜水果，完全可以接受。

Q71：减肥期间饿了吃什么不影响效果？

A：在减肥期间，饿的话，可以少吃，尽量吃些热量较小的食物，可以吃点胡萝卜或者黄瓜，这些食物热量低，还能增加饱腹感，还可以吃含青菜之类的食物。要选择合理的减肥方法，不能过度节食。

Q72：减肥期间每天摄入多少千卡合适？

A：因为每个人的体形、身高、年龄不同，所以减肥期间一天摄入多少千卡也是不同的。通常来讲，如果想要进行减肥的话，在一天当中摄入的能量应该低于 1500 千卡。

减肥期间要注意饮食。

Q73：减肥期间便秘了怎么办？

A：减肥出现便秘，建议适量多食用蔬菜，如胡萝卜、卷心菜、芦笋等，适量多食用富含纤维素的食物，如豆类、全麦类和谷类等，适量多饮用白开水，可以选择快走、慢跑等运动，促进胃肠蠕动使大便能够顺利排出体外。如果是因服用减肥药物所导致的便秘，建议立即停用药物，选择健康的减肥方式。

Q74：减肥期间多喝水有助于减重吗？

A：适当喝水是对减肥有帮助的，水能减退食欲，能促进人体的新陈代谢，水能抑制人体的脂肪堆积现象。每天要补充足够的水分，但是不要喝过量的水，这样会造成消化系统出问题，人体营养也会流失。

Q75：减肥期间可以喝纯牛奶吗？

A：减肥期间是可以适度地喝纯牛奶的。首先，纯牛奶的含锌量和含糖量较低，总热量适中，适度喝纯牛奶不会导致热量上升。其次，纯牛奶中含有较多的微量元素，微量元素对人体协调日常活动有着积极作用，有效地促进人体新陈代谢速度的加快，人体内的热量消耗会随着新陈代谢速度加快而消耗加快，起到减肥作用。牛奶中还含有营养物质，可以为人体提供营养，减少由于减肥过度导致的营养不足，减肥期间喝纯牛奶对于人体有好处，所以是可以的。

Q76：减肥期间不能吃什么？

A：控制体重的膳食原则为减少能量摄入，保证营养供给，应减少能量密度高、营养密度低的食物，如油和糖。含油和糖较多的食物，不利于控制体重，如糕点、饮料、糖果、油炸食品等。以饮料代水，无法控制体重。除此之外，合理的膳食结构至关重要，保证营养供给的前提下减少热量摄入，长期坚持。主食中应无糖、无油；增加摄入粗杂粮，如小米、糙米、荞麦等，摄入蛋白质类食物，包括牛羊肉、海产品、蛋类、牛奶和豆制品，须控制总量，注意烹调方法；摄入足量蔬菜、适量水果。

Q77：减肥期间嘴馋了怎么办？

A：减肥期间嘴馋可以调节进食的主食，建议主食当中增加粗纤维，增加粗粮如黑

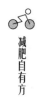

米、荞麦面、玉米、燕麦等，通过增加粗纤维后，可以增加人体的饱腹感，这样可以缓解嘴馋的症状。在减肥期间可以备用黄瓜、西红柿等，如果确实出现嘴馋，建议这时候不要随便进食碳水化合物，或者其他高能量食物，可以用黄瓜和西红柿来缓解嘴馋症状。

另外，减肥期间嘴馋，建议可以增加绿茶、红茶、普洱茶、苦丁茶等。增加苦瓜、苦菊这些食物，可以帮助调节肠道菌群，缓解嘴馋。

Q78：怎样的宏观营养比例是理想的？

A：没有神奇的宏观营养比例，也不建议使用依照"比例"设置饮食。

只要总热量摄入能持续地被控制，饮食体验良好，任何比例都是可行的。一般来说，要想做到在体验良好的情况下控制热量，高蛋白和高蔬菜量是很难避免的。

除了蛋白质之外，每个人对碳水和脂肪的接受度有很大的不同，有人适合低碳水，有人适合高碳水，更多人则介于两者之间。

Q79：欺骗餐，欺骗日有用吗？

A：从生理角度讲，没用。欺骗餐和欺骗日因为持续的时间过短，无法在实质上起到"恢复代谢"的作用。相反，因为加入较多的热量摄入，还会减缓减脂进度。

从实践角度讲，欺骗餐和欺骗日在安排得当的情况下，能起到显著的心理恢复效果，使持续减脂成为可能。

Q80：少吃多餐有用吗？

A：从生理角度讲，没用。

传闻中少吃多餐会提高代谢的说法，只是对某个研究的错误解读而已。只要每天吃的总量一样，减脂结果就一样，分几顿吃，每顿几点吃，都没有影响。少吃多餐会使血糖更加稳定，但是这和减脂没什么关系，健康人也不需要时常控制血糖。

从实践角度讲，大部分人反而适合多吃少餐，因为较少的餐数往往准备起来也更轻松，可持续性强一些。当然，在少吃多餐下体验更好的人也有很多，他们显然更适合少吃多餐。

Q81：低碳水饮食有好处吗？

A：从生理角度讲，碳水饮食不致胖，糖不致胖，高 GI 食物不致胖，高胰岛素不致胖，只要总热量摄入一样，脂肪变化结果就一样。

从实践角度讲，低碳水的饮食模式，对于很多人来说都有很大的使用空间。有些人在低碳水饮食下感受良好，食欲能得到控制，热量控制也简单；而有些人则完全相反；更多的人，则适合低碳水饮食和其他饮食穿插使用。

Q82：低碳水饮食安全吗？

A：安全。碳水化合物并不是必要影响，人完全可以在常年断碳的情况下正常存活。但是显然的，安全并不意味着有效，更不意味着适合你。

Q83：间歇断食有用吗？

A：有不错的间接帮助。所有类型的间歇断食，都对进餐时间或次数进行了限制，人在进餐时间或次数受限的情况下，更容易控制热量。间歇断食还具有不错的可持续性，大部分都能找到至少一种自己能完全适应的间歇断食方式。

但是显然的，间歇断食和任何方法一样，都不会直接起到减脂效果。

Q84：碳水循环有用吗？

A：对于一部分人来说有间接帮助，但是这个帮助不是生理上的，而是体验上的。

在保持蛋白和蔬菜摄入量大体不变的情况下，进行高碳水低脂肪和低碳水高脂肪饮食的交替，能使人在高碳日尽情地吃主食，高脂日吃比较肥的肉类，饮食体验自然有优势。同时这种饮食模式避免了"碳水脂肪双高"类型的食物，降低了热量失控的可能性。

传闻高低碳水循环具有恢复代谢的效果，只是理论猜想，在每周整体热量摄入相当的情况下，这种饮食并不会比低碳水、高碳水，或者温和碳水饮食具有更好的减脂效果。

Q85：减脂的难点在哪儿？

A：控制体重就是控制热量平衡（主要是摄入，次要是消耗），短时间内控制热量平衡很简单，但常年控制就是另外一回事了。

减脂的难点也在于如何利用知识和技术，实现常年的、轻松的对热量平衡的控制；常年轻松地控制饮食，吃较大量的蛋白质和蔬菜；找到自己喜欢的，能长年轻松做下去的运动。

Q86：为什么连续掉秤好几天，突然一天不掉了？

A：很可能是水体重干扰。如果以天为单位看的话，体重的变化是极度不规律的，水体重的波动，会彻底掩盖脂肪变化结果。

男性以周为单位，女性以 28 天为单位对比体重，才能比较充分地排除水体重干扰。

Q87：减脂速度多快比较合理？

A：只要体验良好，不经常出现严重的饥饿感，当然越快越好。具体速度和基数有关，大基数者每周减掉 3 斤一般问题不大，小基数者每周能减掉 0.5% 至 1% 的体重就可以接受。

Q88：为什么少吃多运动了还不瘦？

A：因为没有热量差。新手减脂者，尤其是没经历过算热量操作的新手减脂者，绝大多数都没有准确估计热量摄入的能力。有可能你的食物摄入少，但是总热量摄入高。

Q89：怎么理解减肥平台期？

A：只有持续长时间的平台才是真正的平台，因为水体重的自然波动，很容易掩盖短时间内的真实脂肪变化。男性对比每周体重，女性如果使用温和减脂，则需要对比每个生理周期的体重变化。

Q90：平台期之前有用的方法为什么不管用了？

A：体重没有下降，说明没有热量差，仅此而已。很多人刚接触减脂时，误以为自己使用的方法能直接带来减脂效果，实际上所有方法都是通过制造热量差来实现减脂效果的。如果你使用的方法曾经有效，现在无效了，说明这个方法在之前确实做出了热量差，但是现在没有做出热量差。解决的思路也很简单，继续降低摄入或提高消耗，一种情况例外——如果你在此前已经减掉了很多体重，则最好休息一两周再继续减脂。

Q91：好不容易减下去了，一恢复正常生活就反弹了怎么办？

A：反弹，就是出现在减脂后的体重增长，从生理角度看，和普通情况下的体重增长没有任何区别，产生的原因也很简单——你的摄入超过了消耗。对于普通人来说，要想保住减脂成果，则必须彻底和之前的"普通生活"说再见，常年保持与新体重相符合的、较低热量的摄入和体力运动。要想实现这点，一个比较好的思路，是使用温和减脂，使减脂时使用的饮食成为新的"正常饮食"。

Q92：饥饿模式存在吗？

A：从生理角度讲，饥饿模式只是一种猜想，并不真实存在。

目前已有的，对比大热量差和温和热量差，对代谢下降程度影响的诸多研究，均未发现大热量差减脂对代谢和消耗有什么劣势，除去减脂自然产生的消耗下降部分（体重下降越多，消耗下降也越多）。

Q93：如何提高基础代谢？

A：目前，人们还未发现能在体重不变的情况下，有效提升基础代谢的办法。流行的说法认为增加肌能提高基础代谢，因为肌肉比脂肪消耗的热量更多，可惜肌肉消耗的热量只比脂肪多一点点（每 kg 相差 8 大卡），而增肌的难度和消耗的时间，却远比减脂高得多。

Q94：需要关注自己的基础代谢吗？

A：不需要。你真正需要关注的是自己的总消耗，具体地说是总消耗中你能真正控制的部分（主要是运动消耗，次要是 EAT 非运动活动消耗）；更具体地说是找到能长年做下去的运动，解决问题。

Q95：怎样减脂不掉肌肉？

A：在蛋白质充足的前提下，影响肌肉量的主要因素就是力量训练，减脂时做力量训练，能最小化肌肉损失。

Q96：减脂一定要做力量运动吗？

A：不一定。力量运动对减脂进度和减脂结果的直接影响很小。

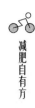

Q97：增肌对减脂有帮助吗?

A：没有直接帮助，但是，增肌会让你在体脂率降下来之后，身材更好看。

Q98：减脂期间该吃什么?

A：首先需要明确的是，减脂过程的重要目标之一，是培养新的饮食方式。为了实现这点，需要确保你在减脂期间，能够吃到所有自己爱吃的食物，因为断绝了自己所爱的饮食模式，是无法形成永久的习惯的。所以只就具体食物类别来说，所有食物都是可以吃的。就量或比例来说，高蛋白食物和蔬菜类型的食物，因为具有很强的饱腹感，属于最终减脂成功的你必然要常年较大量吃的两类食物，在减脂期间当然也需要比较大量地吃，只不过可以缓慢地提升量，不需要一步到位。

Q99：吃什么有利于减脂?

A：没有任何神奇的食物存在。蛋白质食物和蔬菜因为能提供显著的饱腹感，勉强称得上是有利于减脂的食物。

Q100：吃主食、水果、甜食，对减肥有坏处吗?

A：没有。如果非要说有的话，那也是在热量失控的场合，但是任何食物，包括蛋白质和蔬菜在内，都有能力导致热量摄入过多，这样一来，任何食物都有可能对减肥有坏处。流行说法认为碳水类食物能直接导致脂肪增长，此类说法以"猜想"的形式诞生。实际上，对于无法接受低碳水饮食的人来讲，不吃碳水类食物反而有坏处，容易因为饮食体验差而放弃减脂。

Q101：粗粮比细粮更好吗?

A：从生理角度讲，在很多方面都好一点，差距不很明显。

从实践角度讲，粗粮和细粮对体验的影响差异，盖过了它们在生理层面的差异。如果吃细粮让你在同样热量摄入下体验更好，那就吃细粮。

Q102：低 GI 食物比高 GI 食物更好吗?

A：就减脂角度看，目前没发现这个结论。如果你没有糖尿病，不需要关注食物的

GI。低 GI 食物，与高饱腹感的健康食物有大面积重合，所以低 GI 饮食相比于高 GI 饮食，更有利于减脂，关键的原因其实并不在 GI 本身。

Q103：什么食物是健康的?

A：对健康影响最大的，是体脂率和运动情况，并不是食物本身，而要想常年保持较低的体脂率，仅仅会辨别健康食物和垃圾食品，也是远远不够的。

健康食物可以有很多种定义方式，对于普通人来说，所有天然的食物都是健康的，其中，具有高饱腹感的蛋白质食物和蔬菜，勉强可以说是更健康的两类。

Q104：忍不住吃垃圾食品怎么办?

A：任何食物都是可以吃的。垃圾食品和相对放纵的大餐，只要把握好吃的时机和方式，不仅不会阻碍减脂进度，还会提升减脂饮食的可持续性。

Q105：为什么减肥总反弹?

A：减肥力度过大，造成能量大幅亏空，短时间内确实很"掉秤"。但当我们放松警惕，又回归到之前的吃喝状态，就会导致体重反弹。

体重的反弹原理确实容易理解，但是这背后的坏处却鲜有人知：

第一：快速减肥时，减去更多的是水分和肌肉组织，而反弹时，长回来更多的是脂肪。这一来一去，体脂率更高了，身体素质更差了。

第二：这样的减肥方法，会让我们直观地以为节食就能瘦，但只要正常吃就会胖，对饮食与肥胖的关系产生错误的认知。

真正的减肥，不是一味地少吃，而是去优化饮食结构。既能够吃饱、吃好、满足营养的需求，又不至于因为能量过剩导致肥胖。

Q106：减肥遭遇平台期，怎么办?

A：减肥平台期，学术名词称之为：代谢适应。它是指身体在减肥，尤其是快速减肥时，身体代谢情况进行的适应和调整现象。

想要避免平台期，需要注意两点：

第一点，减肥不能太快，要让身体逐步来适应，避免出现代谢适应。

第二点，合理评估自己是不是该继续减肥。或许你以为的减肥平台期，只不过是达

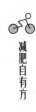

到了合理的体重水平而已。

更合理的做法是，减肥不单纯以体重数字为参照，而是以美好的外形和整体的健康为目标。

Q107：细嚼慢咽，能减肥吗？

A：从一些角度上来说，细嚼慢咽确实对减肥有帮助。细嚼慢咽的时候，就餐时间会被拉长，在饱腹感到达时，总体的进食量比狼吞虎咽要更少；认真咀嚼的过程中，消化液的分泌比较充分，可以促进营养的吸收。而狼吞虎咽时，不利于维生素、矿物质的消化吸收。

Q108：锻炼结束后就吃东西，会胖吗？

A：运动后进食，其实是补充能量的最好时机！

因为运动结束后需要迅速地恢复体能，储存糖原，帮助我们尽快地消除疲劳。蛋白质能在这个时间段内促进肌肉的合成，帮助改善身体组织变得更加强壮。食物当中的维生素与矿物质也是非常重要的，可以及时补充电解质，恢复体内的电解质平衡，也可以有效清除代谢垃圾。

但千万不要在运动后吃太多不健康的食物！因为运动后会下意识地摄入更多的热量，很容易吃胖。总之，为自己准备新鲜的、搭配合理的一餐，总能量控制好就可以安心吃啦。

Q109：运动时出汗越多，就瘦得越多吗？

A：很多人会觉得出汗越多，就会瘦得越多。其实不然，出汗多主要消耗的是水分，只要补充了一定的水分，体重就又回来了。并不是出汗越多，减肥效果越好。同时，如果过度出汗又没有及时补充水分，还可能导致身体缺水甚至丢失大量的盐分而导致电解质失衡。这时候运动能力反而会下降，运动带来的健康和减肥效果也就相应下降了。甩汗不等于甩脂。合理的运动，搭配健康饮食，才能让我们真正地瘦下来。

Q110：空腹运动更燃脂吗？

A：减肥时采取空腹运动是非常不可取的。因为身体内不仅仅有脂肪，还有储存碳水化合物的糖原、含有大量蛋白质的肌肉组织等物质。当空腹运动时，储备的糖原就会很快被消耗光，身体会分解蛋白质来提供能量。这种情况下增加运动量，身体的营养素消耗大，摄入却减少，很容易造成营养素缺乏，运动后的恢复能力也变差，会更容易累，甚至造成运动损伤。这是一个不可持续发展的状态。总之，运动前要有一定能量储备，运动后也要及时补充食物，合理地安排才能让运动处于可持续状态。长期下来才能达到减少脂肪组织、增加肌肉组织的目标。

Q111：有氧运动要 30 分钟以上，才能减脂吗？

A：其实这种说法是不科学的。当运动时，身体提供能量的方式是多元化的，前期以碳水化合物为主，后期逐渐以脂肪为主。但总的来说都是同时在消耗。运动也不简简单单只是为了代谢脂肪。运动对于心肺功能的锻炼，肌肉力量的锻炼，身体的平衡性、柔韧性等方面都有锻炼效果，这些都可以让我们更加健康。不要觉得只有运动的时间长了才减肥，因此而放弃运动。实际上哪怕每天只运动 5 分钟，比如 5 分钟的跳绳，都是有帮助的。选择一个自己喜欢的方式坚持运动吧！

Q112：体重下降就是减肥吗？

A：很多人看减肥只关心体重变化，上升了就是减肥失败了，下降了就是减肥成功了，其实这也有一定的误差。我们要知道减肥，肥就是我们的脂肪，我们减肥就是减掉多余的脂肪组织。而体重包含的内容就比较多了，比如脂肪、蛋白质、水分、骨骼、代谢废物等，你的体重下降有可能是因为水分流失，你的体重上涨也有可能是因为身体里面代谢废物较多。

Q113：减肥能够想减哪里就减哪里吗？

A：这个想法是很美好的，但是现实却又很残酷，你无法做到想减哪里就减哪里。这是因为减肥的过程是脂肪分解代谢的过程，是身体的生化反应，身体不会说只分解这一部分，而不分解那一部分，都是全身一起减，只是脂肪越多的地方减得越多而已。

Q114：出汗就是脂肪在燃烧吗？

A：要是出汗就能减掉脂肪，那我们减肥也就轻松了。脂肪分解是代谢过程，最终产物包括能量、二氧化碳和水，其中能量供给身体使用，其他的则主要从呼吸过程排出去，而我们身体流汗，流的其实就是身体里面的水分，目的是维持体温平衡。

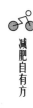

Q115：饿肚子能消耗脂肪吗？

A：如果你长时间处于饥饿状态，身体以为"饥荒"来临，它就会千方百计地储存脂肪，而并非消耗脂肪。另外，由于肌肉消耗能量较快，所以挨饿时身体还会牺牲掉肌肉、保留脂肪，这可能会导致基础代谢率下降。而且，当你恢复正常饮食后，身体会为了下次可能到来的"饥荒"做准备，努力储存更多的脂肪，这也会让减肥变得越来越难。

Q116：减肥时，几点以后不能喝水？

A：多喝水，对于减肥非常有帮助。多喝水，会促进身体循环，提高身体代谢。多喝水，会增加饱腹感，帮助减少吃的食物。所以，减肥期间非常建议多喝水。什么时候都可以喝水，即使晚上都可以喝水。睡前渴了，也可以喝水。有人担心晚上喝水会水肿，那就喝少量。有人担心喝水，第二天体重会增加，这个担心都是多余的，即使第二天体重真的增加了，也只是暂时的，等排水了，体重就下来了。

Q117：湿气重为什么易胖？

A：一般身体湿气比较重的人爱高油高盐食物，从而造成身体循环不畅，湿气郁结，从而容易造成身体酸碱性不平衡、超重人士身体的酸碱性多呈酸性，湿气造成气血不足，导致代谢不足，将身体内部的废物排出体外，垃圾堆积，体内垃圾毒素堆积，逐渐导致体重增加。

Q118：为什么运动减肥难？

A：人体正常能量消耗渠道是，碳水化合物—脂肪—蛋白质（三大渠道）。科学显示，人体在最大耗氧量的75%状态需要持续运动45分钟以上开始消耗脂肪，如果做了大量运动，容易过量进食，运动后肠道摄入及吸收速度快。

Q119：关于减肥的真相是什么？

A：脂肪细胞更新周期为90~180天，新生脂肪细胞会取代自然死亡细胞，会严格控制脂肪细胞数量。打破身体这种平衡，减少脂肪数量需坚持三个月以上，突破细胞再生难关。

Q120：减肥餐吃不饱怎么办？

A：调整饮食结构和吃饭的顺序，先吃蔬菜吃半饱，再吃奶蛋肉类，最后吃主食。如果日常总能量摄入减少平时的 10% 也可以完全不必按减肥食谱吃。1g 的脂肪需要 3g 水代谢，所以肾脏功能健康的情况下，每天至少摄入 2000mL 的温水促进吸收代谢也可以达到饱腹排毒的作用。

Q121：减肥中途饿怎么办？

A：不必强忍着不吃，不然可能导致暴饮暴食。不要吃太多碳水化合物，比如米饭、馒头、面包等高碳水食物，可以吃一些奶蛋肉之类的蛋白质食物和蔬菜，身体自然就会进入到消耗脂肪的代谢模式。

Q122：为什么腰围变小体重却没减少？

A：首先，这代表你已经瘦了，而且是健康瘦，并且会持续瘦下去。因为这是减少脂肪、增加肌肉和水分的过程，不必把体重看得过分重要，因为腿围、臀围、身体成分统统都很重要。

Q123：为什么肚子大会更危险？

A：很多人可能体重并不重，只是肚子大，可能就觉得无所谓。其实腰围越粗，危害会更大，这说明内脏脂肪越高。适量的脂肪可以保护内脏，但是内脏脂肪过多则会导致脂肪肝、心脑血管疾病，还会引起胰岛素抵抗，导致糖尿病。成年男性腰围≥90cm，女性腰围≥85cm，腰臀比女性>0.8，男性>0.9 就算是肥胖了，一定要引起警惕，及早调控好饮食减掉脂肪，避免内脏脂肪过多，影响健康。

Q124：意志力不够（懒）怎么办？减肥坚持不下来怎么办？

A：从大局来看，如果自己的意志力经常受到挑战，必然说明使用的减脂方式不适合自己，请果断做出调整。对于普通人来说，减脂和保持体脂率的行为，不应该对意志力形成明显的挑战。

除了减脂方式问题外，还有一种常见的原因，就是连续减脂的时间过长，恢复热量休息两周一般能解决问题。

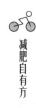

Q125：怎么提高代谢率?

A：饮食方面：吃好早餐，提高代谢；保证充足睡眠；摄入足够热量；控制摄入总热量；增加身体肌肉量。

运动方面：大基数体重前期以有氧为主搭配力量训练，后期就无氧有氧结合；小基数体重以力量训练为主，增加肌肉含量，正常运动强度下肌肉含量高的身形紧致，体形完美，代谢率也会提升。

睡眠方面：每天保持7—8小时的睡眠。

Q126：一个月瘦多少斤才算成功?

A：不管减去了多少，减去的体重可以维持一年以上，反弹幅度小于25%，才算是减肥成功。减肥不能图快，而是要求稳。建议头半年每个月体重下降幅度不超过原始体重的5%，越接近理想体重，当月下降幅度就会越小。如果你减重幅度太大，要当心出现营养不良和基础代谢下降等问题。控制好速度，即便轻微反弹，也能从大趋势上逐步走向减肥成功。

Q127：减肥减得有点贫血应该吃什么好呢?

A：贫血可以多吃一些含铁比较丰富的食物，例如猪肝、猪血、鸭血及其他血制品，另外还要多吃一些含有丰富蛋白质的肉类，例如牛肉、羊肉、猪肉，还要多吃绿叶蔬菜和水果。

Q128：主食不吃，晚餐不吃，加上运动怎么还是不掉秤?

A：节食减肥是你自己知道在减肥，但是你的身体不知，营养摄入不足身体就会启动自我保护，将热量首先供给身体各个器官，以确保身体各个器官的正常运行。

Q129：BMI 太低会影响女性月经吗?

A：BMI 太低是影响女性月经的，女生体内脂肪组织是生成雌激素的重要场所，如果 BMI 过低就直接影响女性月经。

Q130：有氧运动有哪些?

A：有氧运动就是一些慢性消耗性的运动，包含游泳、跑步、快走等。

Q131：无氧运动有哪些?

A：无氧运动是指肌肉在"缺氧"的状态下进行高强度剧烈运动。例如短跑、俯卧撑、肌力训练等。

Q132：大体重减肥减脂做什么运动?

A：大体重前期不建议做剧烈运动，可以饭后半小时快走 30~40 分钟。

Q133：为什么在减肥期间不建议喝果汁?

A：在减肥期间，我们通常建议大家吃水果不喝果汁。这是因为榨果汁需要用到的水果量更大，而水果里面的糖分很多，会导致果糖摄入过量。长期喝果汁会促进肝脏脂肪储存，导致非酒精性脂肪肝及肥胖，所以不建议用果汁代替水果。同时吃水果，也要注意控制好量，中国居民膳食指南推荐每天摄入水果 200~350g，减肥期间可以控制在每天 100~200g，并且最好放在早上或是上午加餐吃。

Q134：减脂为什么要少吃盐?

A：因为盐内含有电解质，所以加快血小板凝固，对于人体来说，食盐每天最多 6 克，摄入盐多，使血流减慢，代谢减慢，囤积脂肪，诱发高血压等疾病。

Q135：水果可以放在正餐和饭菜一起吃吗?

A：可以的哦，但是最好设定一些加餐，更加有利于缓解下一次进餐前的饥饿感。

Q136：一天可以吃多少肉?

A：根据中国居民膳食指南推荐，每天摄入的动物性食物为 120~200g，在减肥期间可以根据自身情况而定。

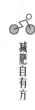

Q137：什么时间吃水果最好呢？

A：建议在两餐之间将水果作为零食食用，既能补充水分，又能获取丰富的营养素。根据中国居民膳食指南推荐，每天摄入200~350克的新鲜水果。

Q138：蛋白质不够，不喜欢吃肉怎么补充？

A：可以选择豆类及其制品、奶类及其制品等富含蛋白质的食物，在食物补充不够的情况下可以食用乳清蛋粉补充身体所需蛋白质。

Q139：为什么身边瘦的人越来越多患有脂肪肝？

A：因为蛋白质摄入不足，所以瘦的人也会得脂肪肝，另外，还有酒精饮用过多造成的酒精性脂肪肝和甜饮料饮用过多造成的非酒精性脂肪肝。

Q140：椰子油可以减肥吗？

A：不可以，而且椰子油、棕榈油是含饱和脂肪酸较多的油类。

Q141：减重期间有什么食物是应尽量少吃的？

A：含高盐、高糖、高油的食物，比如腊肉、咸鱼、酸菜、炸鸡、饮料等。

Q142：减肥期间推荐食用哪些优质食物？

A：水煮虾、海带、魔芋、生菜、西红柿、冬瓜等。

Q143：没有时间运动，能瘦身吗？

A：可以，靠饮食搭配是可以瘦身的，但是想要身材足够棒，还是需要搭配适量的运动。

Q144：网传裹保鲜膜真的能减肥吗？

A：裹保鲜膜减掉的并不是脂肪，而是身体里的水分，当水分补充回来，自然就胖了。

Q145：听说少吃面食可以减肥，是真的吗？

A：是真的。少吃面食属于变相控制食物的摄入。

Q146：冬天比夏季更容易减肥？

A：是的。冬天的气温低，消耗的热量比在温暖环境中多得多。

Q147：喝水都长肉的人，应该注意什么？

A：这样的人是不存在的，有可能是能量摄入过多或者是在食材的选择上出现了问题。

Q148：外出应酬，喝酒影响减肥吗？

A：偶尔喝酒不影响减肥，但是经常外出应酬就会导致能量摄入过高，影响减肥效果。

Q149：减肥期间提高代谢率的好处是什么？

A：基础代谢率高，就说明人体的能量代谢能力比较强，同样体重、身高的人，代谢率高，躺着都在瘦，而代谢率低就需要运动促进新陈代谢提高，就是代谢率高的人不容易胖。

Q150：经常感觉肚子空空的，怎么办？

A：首先，加大蔬菜的食用量；其次，适当增加饮食量，放慢减重速度。

Q151：拔罐真的可以减肥吗？

A：拔罐减肥效果不大，其实规律饮食，避免暴饮暴食也能瘦！

Q152：素食主义者如何做到均衡营养？

A：适当增加豆制品的摄入，每天需要增加一些坚果补充必须脂肪的摄入。

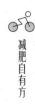

Q153：低血糖怎么减肥呢?

A：很饿的时候吃几颗糖，提升血糖，大概 10g 左右就够用，不要摄入太多。

Q154：减肥期间晚上肚子饿怎么办?

A：离睡觉两小时以上可以稍稍喝点酸奶，或者吃点水果就可以。但是要少吃，水果里含有大量的果糖，是可以转化为脂肪的。

Q155：魔芋可以代替主食吗?

A：不可以。魔芋膳食纤维比较高，其他营养素含量太少，长期食用容易导致营养不良。

Q156：怎么才能瘦到想瘦的地方?

A：局部减脂不存在，局部塑形是存在的，加强相应部位的力量练习，可能会更有型。

Q157：减肥一定要节食吗?

A：勉强地说是的。减脂一定要系统地对饮食进行控制，英文称作 diet 或 dieting。不同的减脂方法，其实就是不同的 diet。diet 的过程，从外人眼里看来和节食没什么区别。实际上二者之间有着天壤之别，简单来说，节食是无技术含量地少吃，而系统的 diet，则属于技术含量比较高的操作。所以，并不是所谓的少吃就是节食。

Q158：减肥一定要运动吗?

A：不一定。常年规律的运动，对常年保持较低的体脂率有巨大的好处，也是健康生活方式的必要组成部分，但并不是减脂过程的必要组成部分，所以至少在减掉脂肪的阶段，不需要纠结。

Q159：饮食和运动哪个重要?

A：只控制饮食不运动，最多得 80 分；控制饮食+运动，视具体的运动情况，最多得 90~100 分；只运动，不控制饮食，0 分或负分。

Q160：减肥一定要吃健康食物吗？

A：从生理角度看，不一定。因为只要有热量差存在，脂肪就会减少，而吃不健康的食物一样能造出热量差。

从实践角度看，是的。因为对于绝大多数人来说，纯垃圾食品构成的饮食，在同样热量下的饱腹感必然会非常差，使人难以忍受饥饿，而摄入过多热量。

有一个问题，健康食物的概念有很大的探究空间，很多公认的健康食物其实没什么特殊，而很多公认的不健康食物，其实也没什么不好。

Q161：减肥一定要算热量吗？

A：从生理角度看，不一定。因为只要有热量差存在，脂肪就会减少，而算热量显然不是唯一能做出热量差的方式。

从实践角度看，算热量的经历，能使人大幅度加深对热量和食物的理解程度，可以说是普通人通往减脂成功的必经之路。新手在能够熟练地控制饮食之后，完全有可能在不算热量的情况下，常年保持较低的体脂率。

Q162：不吃晚饭（过午不食）能减肥吗？

A：脂肪变化取决于整体的摄入和消耗，不吃晚饭未必能保证当天的摄入小于消耗，与是否能减肥没有直接关系。

Q163：什么减肥方法最有效？

A：最有效的减肥方法，就是你能常年轻松使用的控制热量的方法。

比如，有的人使用少吃多餐+低碳水时能轻松控制热量，那么对他来说就是最有效的方法；有的人使用多吃少餐+高碳水时能轻松控制热量，那么对他来说这就是最有效的方法。

Q164：什么时候减肥最佳？

A：在冬天减肥会更好。冬天人体消耗热量大，进食会比较多，如果能适当禁口，有利于减肥。

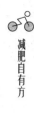

另外，早晨与下午 5 点左右，这个时候空气比较新鲜，适当运动有利于减肥。

Q165：面部怎么减肥呢？

A：面部肥胖与全身肥胖相关，也与经常睡懒觉有关。建议可以常做面部搓脸动作。同时注意饮食清淡，避免过于油腻食物，注意运动锻炼等。

Q166：与多囊卵巢综合征有关的肥胖怎么减肥呢？

A：多囊卵巢综合征表现月经稀发、肥胖、多毛、痤疮等。

建议通过合理控制饮食，加适量运动，减轻体重，部分女性会恢复排卵，具体运动需要看自己身体情况。

Q167：胆囊结石跟减肥有关系吗？

A：导致出现胆囊结石的原因，较多可能是因为肥胖、处于怀孕期间、长期的肠胃营养、经常久坐、缺乏运动、肝脏疾病，经常吃高脂肪、高胆固醇的食物引发的病症。

Q168：右下腹晚上疼痛和减肥有关系吗？

A：右下腹晚上疼痛和不恰当的减肥方式有关。在减肥期间，如果长时间地控制饮食，导致体内的营养物质供应不足，可能会引起胃肠道的刺激，从而会引起腹部疼痛的症状。在减肥期间需要选择健康的减肥方式。

Q169：艾草能减肥吗？

A：艾草是一种中药，能够排除身体里面的湿气，经常使用艾草泡脚，能够达到很好地促进新陈代谢及血液流通的效果，对于减肥有着很好的帮助，但需要坚持一段时间。短时间内效果也并不会明显。想要达到快速减肥的目的，一定要在饮食上控制热量的摄入，不能吃过多的肉食，也不能吃任何油炸食品。

Q170：有高血压的人，可以服用奥利司他减肥吗？

A：高血压者不能服用。平时要注意饮食，多锻炼身体，多做运动。多吃水果蔬菜，少吃一些油腻的食物，可以跑步，做健身操。服用奥利司他会有副作用。

Q171：经常喝酒，没有运动，怎么才能减肥？

A：减少工作应酬的食物摄入，坚持科学的运动减肥，多吃蔬菜、适量水果，减少荤腥进食，避免垃圾、油炸食品，坚持科学运动。

Q172：减肥经常不吃晚饭后有反胃的情况，怎么办？

A：过度的节食减肥是容易患胃病的，因为长期的空腹，胃酸得不到食物的中和，有可能会导致活动性的胃炎、胃溃疡、十二指肠溃疡，出现恶心呕吐等症状。建议还是要注意适当控制饮食，避免过度节食，平时配合多运动，饮食清淡，避免吃高热量、高脂肪食物。

Q173：总是头晕跟减肥有关吗？

A：减肥一般通过节食或药物。节食可以导致低血糖、营养不良而出现头晕。减肥药物大部分会有一定的副作用，使用后可能出现头晕。建议健康饮食，合理减肥。

Q174：市场上有各种各样的减肥塑身衣，可不可以采用这样的减肥方式呢？

A：最好不要使用。商家用强弹性纤维材料或者化纤类织物制成了紧身衣，然后美其名曰美体塑身衣，还宣传它可以塑腰、瘦腹、瘦腿等。虽然穿上这件内衣后可以感觉脂肪都被藏了起来，但是它会让人呼吸不顺畅，身体非常受束缚，还容易导致皮炎细菌滋生，甚至会导致盆腔炎等妇科疾病，所以爱美的女性还是不要穿这种塑身衣了。

Q175：针灸减肥是每个人都适用的吗？

A：现在肥胖的人通常有两种情况，一种是病理性肥胖，另外一种是生理性肥胖。病理性肥胖的人在经过针灸后可以使病情得到缓解，而达到瘦身的效果；生理性肥胖的人想要通过针灸达到瘦身的目的是不大可能的。

Q176：减肥喝豆浆效果好吗？

A：豆浆的瘦身功效是比较好的。豆浆中含有大量的纤维，可以有效地消除便秘问题，加强肠胃蠕动，使小腹恢复平坦。此外，豆浆还可以利尿发汗，在减肥期间可以多

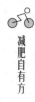

喝一些豆浆，帮助排除体内多余的水分，避免出现水肿，还可以带走一部分热量。

Q177：极端的节食方式可以吗？

A：极端的节食当然可以消耗脂肪，但是同时也在体内产生大量的毒素，对健康极为不利。

Q178：脂肪储存在人体的什么地方？

A：体内的脂肪主要储存在皮下组织占 60%、内脏器官的周围占 20%、腹部网膜上占 20%。人体各个部位的皮下组织的厚度也是不一样的。

Q179：有没有快速减肥方法？

A：健康的没有，不健康的很多。但是不健康的快速减肥方法 90% 以上都会以快速的反弹而告终。一个正常的减肥过程不要低于 2~3 个月。减肥的唯一定律就是热量消耗大于热量摄入。

Q180：胖是不是身上的脂肪细胞比较多？

A：人胖的时候，脂肪细胞体积变大。当脂肪细胞体积变小的时候，人就变瘦了。数量是不变的。

Q181：怎样可以做到减肥成功呢？

A：低热量饮食+运动+坚持，减肥成功最难的是坚持。

Q182：我是减肥新手，要注意什么？

A：在开始减肥前，监视最近两个月的体重变化、饮食、运动等，分析肥胖的原因。给自己制订一个 2~3 个月的减肥计划。建议每天的食谱热量比减肥前减少 30%。戒掉高糖、高脂肪、高热量的食物。每次运动时间 30~60 分钟。食谱尽量多样些，原则就是营养平衡、低热量、好吃。每周记录一次体重。不要过度节食，每天食物热量不能低于 1000 大卡。

Q183：怎么制定减肥食谱？

A：减肥食谱每天换一种菜谱，定出 7 天的食谱。不要采用每天一样的单一食谱，容易造成营养失衡。制定食谱原则是以低热量为主，荤素搭配。

Q184：为什么吃太咸不掉秤？

A：吃太咸会造成身体内水分滞留，肾脏负担加重，导致血液循环不畅，影响新陈代谢，从而引起水肿。建议成年人每日盐摄入量应保持在 6g 以内，相当于浅浅的一啤酒瓶盖，少吃腌制、加工肉制品等食品。在外就餐太重口味的，可用温水过一遍再吃。

Q185：为什么吃得很少了不掉秤？

A：靠节食减肥前几天会掉秤，之后会导致身体缺乏足够的营养和能量，新陈代谢会慢下来，减肥速度也会越来越慢，还会有便秘、闭经等问题。建议一定不要靠不吃食物减肥，三餐都要吃，哪一餐也不能省。

Q186：经常熬夜为什么不容易瘦？

A：熬夜造成体内激素失调。另外，瘦素随着睡眠的深度而分泌得越多，在夜间分泌旺盛，熬夜导致瘦素水平下降。建议不要熬夜，且每天保证 7 小时睡眠。调整作息，睡前泡泡脚，别刷手机，听助眠的音乐或者看看书籍。

Q187：经常喝酒会胖吗？

A：在喝了酒的情况下，身体优先解酒，直到身体将其完全消耗为止。在这段时间摄入的其他食物热量就无法被有效消耗，从而导致脂肪堆积，影响减脂。建议如果是工作需要，控制喝酒次数和喝酒量，喝酒后第二天，适度控制饮食。

Q188：焦虑、心情差会导致肥胖吗？

A：心情差，压力大，易焦虑，都会影响身体的激素水平，导致脂肪更容易囤积。再加上皮质醇水平上升，人更容易暴饮暴食。建议调整自己的情绪；找到适合自己放松的方式，运动有助于缓解压力。

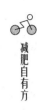

Q189：为什么久坐不运动会胖?

A：久坐不动或者运动频率太低，会导致消化系统变弱，胃肠道运动会因此不足，负责代谢的酶也会减少，很容易养成易胖体质。建议工作时间要求自己每坐 1 小时站起来活动活动，养成运动习惯。

Q190：健康的饮食比例是多少?

A：蛋白质∶脂肪∶碳水化合物约等于 2∶3∶5，同样的能量摄入，营养比例接近这个比例更健康。假设同样的提供 1 千卡的能量，天然谷物提供的热量就比含糖饮料健康，因为其比例更接近这个数值。

Q191：怎样可以提高代谢水平?

A：多喝水、多吃高蛋白食物，增肌做力量训练，一定要吃早餐补充维生素 B 和铁等营养。

Q192：含糖量低的水果都有那些?

A：有草莓、柠檬、杨梅、桃子等。

Q193：肥胖者禁用或者限用的食品都有那些?

A：首先是烹调用油。调查显示，中国居民每人每日油脂消费量过高，对于肥胖患者，每日烹调用油量应限制在 20 克以下。可以改变烹调方式，如尽量少用炒、炸等烹调方式，多采用清炖、清蒸等方法。

其次是肉类，尤其是肥肉，其饱和脂肪酸含量很高，容易使人发胖。另外，畜肉中的肌肉纤维也含有大量饱和脂肪酸，少吃为宜。

最后是酒类，酒类中的乙醇可以提供能量，1 克乙醇可提供的能量达 7 千卡，比相同重量的蛋白质和碳水化合物要多。同时，喝酒时常伴随高能量食物的摄入，如卤肉、花生米等，因此饮酒过程中容易造成能量摄入过多，故酒精类饮料应少喝甚至不喝。

Q194：肥胖会引起疾病吗?

A：肥胖者会容易导致患有很多慢性疾病，如高血压、冠心病、心血管疾病、糖尿病、高脂血症、肺功能不全、脂肪肝、癌症等。

Q195：果糖吃多了会有什么影响？

A：果糖和葡萄糖对大脑的刺激机制不同。当你吃进淀粉类食物，它们进入体内被分解成葡萄糖，葡萄糖会提升饱腹感，从而抑制食欲；而果糖却并不能提升饱腹感。比起葡萄糖，果糖更容易被我们过量摄入，从而增加发胖和生病的可能性。

果糖不像葡萄糖那样能够被人体所有的器官代谢掉，而是直接进入肝脏。如果你摄入了太多的果糖，当它们被肝脏转化为脂肪，送进血液成为甘油三酯，会囤积在肝脏和腹部，这便是部分女性四肢纤细而小腹突出的原因。当血液中甘油三酯的含量过高，也会阻碍瘦体素信号的传递，让大脑不容易收到吃饱了的信号。根据 2016 年《中国成人血脂异常防治指南》的标准，甘油三酯的指标正常应低于 1.70mmol/L。而当你经常摄取过量的果糖，总让瘦体素分泌急剧上升，久而久之它也会不负重荷而"罢工"。而当你的身体不再收到瘦体素传递的信号，便不会产生饱腹感，即使吃饱了也还是会继续吃、吃、吃，这就产生了瘦体素阻抗。

Q196：什么是瘦体素？

A：瘦体素是由脂肪细胞产生的，它能向大脑报告人体内的脂肪水平。瘦体素对体脂的调节是双向的，如果瘦体素含量下降，就会向大脑传递信号让身体多吃食物补充脂肪；反之就会让人体有饱腹感而降低食欲，并且提升代谢的速度，消耗部分脂肪，让体内的脂肪贮存不要过量。所以，瘦体素可以说是天然的食欲抑制剂了。

Q197：压力大会导致肥胖吗？

A：压力导致的肥胖有两种模式：一是人因压力过量饮食，二是压力引发身体储存脂肪。当你感觉到压力时，皮质醇会快速分泌并涌入血液中，让血压升高、血糖不稳定。更麻烦的是，皮质醇会导致你特别想吃高糖、高脂的食物，比如蛋糕、冰激凌、薯片等，并且在心理上和生理上引发你对食物上瘾。

Q198：游泳、瑜伽是不是比较减脂的运动？

A：游泳属于有氧运动，是比较减脂的；瑜伽是柔韧性运动，塑形还是可以的。

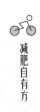

Q199：网传的甩脂机可以把脂肪甩掉吗?

A：不可以。人体没有排泄脂肪的通道，身体里的脂肪只能通过能量消耗。

Q200：为什么减肥时腹部最先瘦?

A：有研究表明，如果全身脂肪平均减掉了 10%，那么腹部脂肪一定减掉了 30%。这是为什么呢? 首先，我们肌体调动脂肪的机制是"哪儿最多就先用哪儿"。因为腹部肌肉属于平滑肌，对脂肪的抵抗力很低，腹部的脂肪是最容易堆积的。

当身体需要燃烧脂肪作为能量的时候，它会发现腹部的"燃料"最丰富，当然就会先拿肚子上的脂肪开刀了。另外，也有一部分心理因素，因为减肥时你对身体其他部位的关注度远不及腹部，所以会最先察觉腹部瘦了。

参考文献

［1］中国超重肥胖医学营养治疗专家共识编写委员会.中国超重/肥胖医学营养治疗专家共识（2016年版）［J］.中华糖尿病杂志，2016，8（9）：525-540.

［2］王友发，孙明晓，杨月欣，等.中国肥胖预防和控制蓝皮书［M］.北京：北京大学医学出版社，2019.

［3］Wang Y, Zhao L, Gao L, et al. Health policy and public health implications of obesity in China［J］. Lancet Diabetes Endocrinol, 2021, 9 (7): 446-461.

［4］宋孟娜，程潇，孔静霞，等.我国中老年人超重、肥胖变化情况及影响因素分析［J］. Chin J Dis Control Prev, 2018, 22 (8): 804-808.

［5］戚嘉和.科学减肥吃掉肥胖［J］.药物与人，2006：18-21.

［6］冯翔.肥胖［M］.北京：化学工业出版社，2009.

［7］黄小民.肥胖的成因、危害及减肥手段［J］.湖北体育科技，2000（4）：57-59.

［8］刘旭东，刘燕萍，高新友.肥胖发生的可能机制与控制手段［J］.西安体育学院学报，1999（2）：79-81.

［9］张国复、阎枫、崔越莉.儿童肥胖症的成因、危害及防治［J］.吉林体育学院学报，1996（3）：66-68.

［10］王华.浅谈科学减肥［J］.武汉体育学院，2010：009-011.

［11］杨锡让.实用运动生理学［M］.北京：北京体育大学出版社，1994（10）：477-494.

［12］Freedman DS, Srinivasan SR, Valdez RA, et al. Secular incr-eases in relative weight and adiposity among children over two decades: the Bogalusa Heart Study［J］. Pediat-rics, 1997, 99 (3): 420-426.

［13］成叶.中国学生超重肥胖BMI筛查标准的应用［J］.中国学校卫生，2004，25（10）：127-128.

［14］Lauer RM, Clarke ER. Use of cholesterol measurements in childhood for prediction of adult hypercholesterolemia. The Muscatine Study ［J］. JAMA 1990，264（23）：3034-3038.

［15］凤珠，董少霞. 超重和肥胖对儿童血压、血糖及血脂的影响 ［J］。中国学校卫生，2004，25（2）：152-153.

［16］王家林. 儿童单纯性肥胖与脉搏、血压、血脂和血糖关系的配对研究 ［J］. 中国学校卫生，1996，17（4）：249.

［17］张亨菊. 膳食与肥胖对儿童原发性高血压及高血脂的影响 ［J］. 营养学报，1994，16（1）：18.

［18］华琦，王育琴，何士大. 肥胖儿童脂质和糖代谢的研究 ［J］. 首都医科大学学报，1997，18（1）：45.

［19］江城梅，田磊，宋文安. 单纯性肥胖儿童血中脂质过氧化物水平分析 ［J］. 中国学校卫生，1998，19（5）：338.

［20］钰明，沈永年.97 例肥胖儿童血脂调查分析 ［J］. 浙江临床医学，2000，2（7）：501.

［21］Smoak CG，Burke GL，Webber LS，et al. Relation of obesity to clustering of cardiovascular disease risk factors in children and young adults. The bogulusu a heart study ［J］. Am J Epi-demiol，1987，125（3）：364-372.

［22］Chu NF，Rimm EB，Wang DJ，et al. Clustering of cardiovascular disease risk factors among obP.，se school children：the Taipei Children Heart Study ［J］. Am J ain Nutr，1998，67（6）：1141-1146.

［23］项莹，李强，周立红. 单纯性肥胖青少年体脂分布与血压及胰岛素抵抗 ［J］. 哈尔滨医科大学学报，2000，34（2）：119-121.

［24］黄晓青，郑春发. 减肥治疗对肥胖者血糖、胰岛素的影响 ［J］. 现代康复，2001，5（2）：111.

［25］王瑞玲，高燕，贺鲜亮. 儿童单纯肥胖与脉搏、血压、肺活量的关系 ［J］. 中国学校卫生，1998，19（6）：486.

［26］郭忠琴，乔慧，郑芝凤，等. 单纯性肥胖儿童智力、个性、生理指标的调查分析 ［J］. 中国学校卫生，1999，20（3）：214.

［27］许慰高，王宝珍，袁文平. 用心阻抗图评价单纯性肥胖学生心功能状态 ［J］. 中国校医，1996，10（6）：364.

［28］陈炳卿. 营养与食品卫生学 ［M］. 北京：人民卫生出版社，2001：140-141.

［29］叶广俊．现代儿童少年卫生学［M］．北京：人民卫生出版社，1999：430．

［30］张迎修，鲁京浦，孙大永，等．肥胖儿童的个性、智力及学习成绩分析［J］．中国学校卫生，2003，24（2）：159．

［31］张亨菊，李耀．儿童肥胖症对健康的危害［J］．中华预防医学杂志，1996，30（2）：77-79．

［32］萧黎，王杏英．肥胖对智力发育的影响［J］．南京医学院学报，1990，10（2）：149．

［33］王英．单纯性肥胖症儿童智力配对调查［J］．中国学校卫生，1999，20（1）：34．

［34］李耀，张亨菊．单纯性肥胖症与智能关系的探讨［J］．综合临床医学，1991，7（6）：306．

［35］Israel AC，Shapiro LS. Bahvior problems of obese children enrolling in a weight reduction program［J］. J Pediatr Psychol，1985，10（4）：449-460．

［36］广州铁路集团公司儿保协作组．单纯肥胖儿童行为问题研究［J］．中国学校卫生．1997，18（1）：10-11．

［37］车延龙．肥胖给人体健康带来的危害［M］．延安大学，2011，33：297．

［38］中国营养学会．中国居民膳食指南（2022）［M］．北京：人民卫生出版社，2022．

［39］顾景范，杜寿玢，郭长江．现代临床营养学．第2版［M］．北京：科学出版社，2012．

［40］杨月欣．中国食物成分表［M］．北京：北京大学医学出版社，2005．

［41］席会平，慕永利．食品营养与卫生［M］．北京：中国农业大学出版社，2014．

［42］李铎．反式脂肪酸对人体健康的影响［J］．中国食品学报，2010，10（4）：27-32．

［43］杨月欣．食物血糖生成指数［M］．北京：北京大学出版社，2014．

［44］冯雪．科学减肥法［M］．上海：上海交通大学出版社，2022．

［45］汪闯，黄鹏．饮食与运动方法对减肥人群作用的探究［A］．北京：北京体育大学，2020，10（1）：12-14．

［46］孟长海，朱亚楠．节食方法你选对了吗？［A］．河南：河南中医学院，2013，6：6-7．

［47］吕传彬．生酮饮食减肥法是否损健康［J］．家庭医学，2021，01.

［48］王芳媛．对成年女性肥胖症及运动减肥的探讨［J］．辽宁体育科技，2004.

［49］杨雪英．肥胖与减肥［A］．浙江：浙江省衢州高级中学，2008，33（1）：65-67.

［50］吴旭龙，赵雯，李晶晶，等．北京市学龄前儿童单纯性肥胖影响因素研究［J］．中国儿童保健杂志，2015，23（4）：340-343.

［51］刘莉娟．引起肥胖的原因有哪些［A］．四川：四川省成都市双流区中医医院，2021.